열심히 화분(Bee pollen)을 모으고 있는 꿀벌의 모습

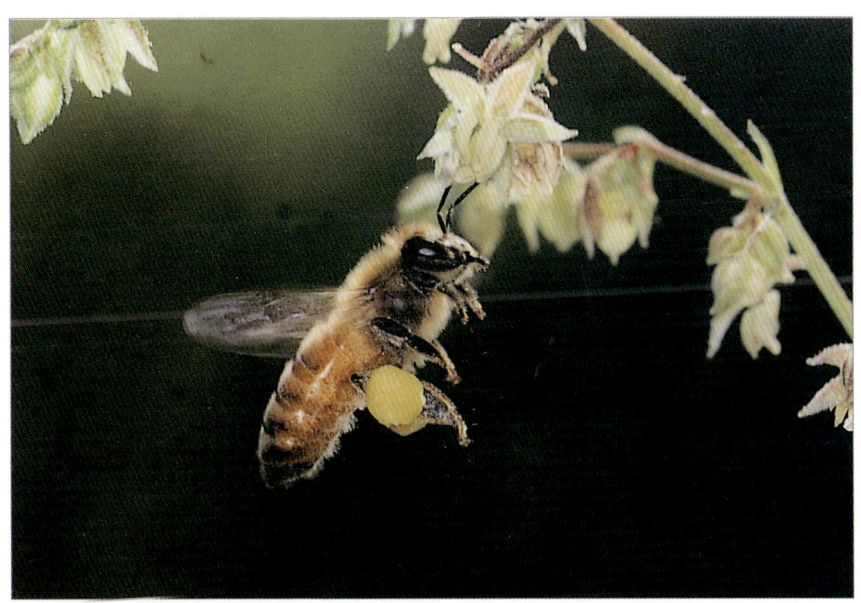

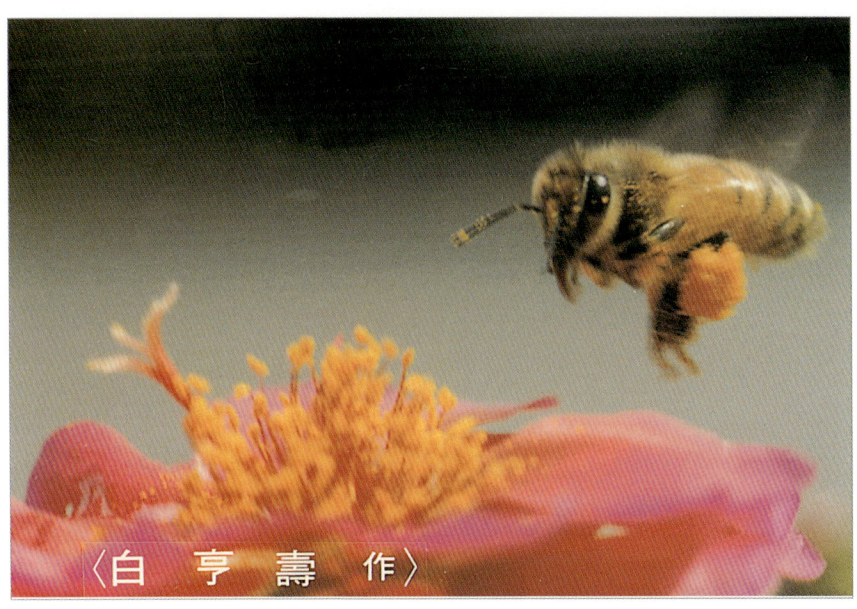

〈白亨壽 作〉

꿀벌이 가져온 화분(Bee pollen)입자의 형태

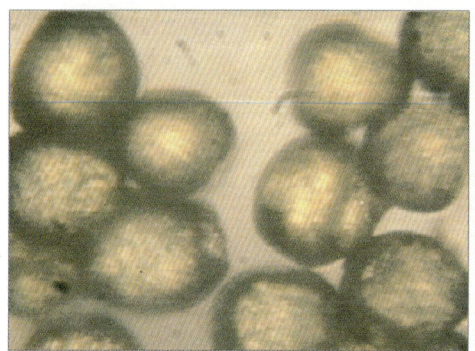
참나무 화분

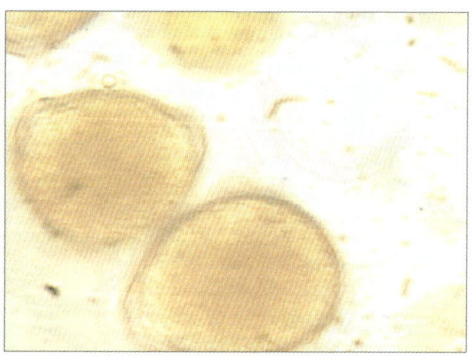
백굴채(白屈菜) 화분

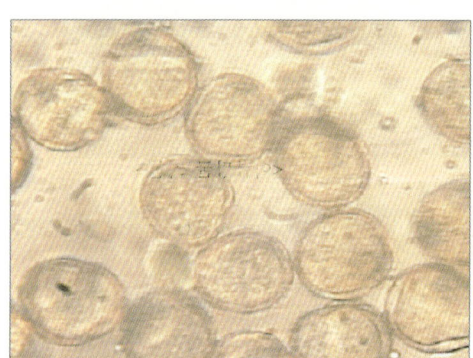
으름덩굴 화분

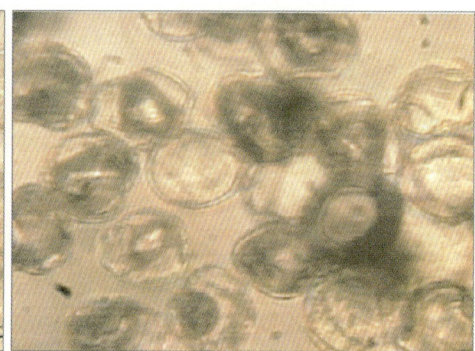
다래 화분

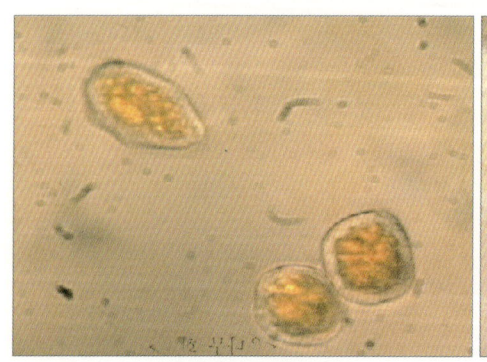
옻나무 화분

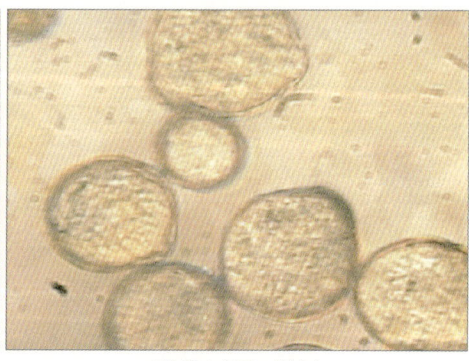
개옻나무 화분

화분(Bee pollen)의 채취 방법

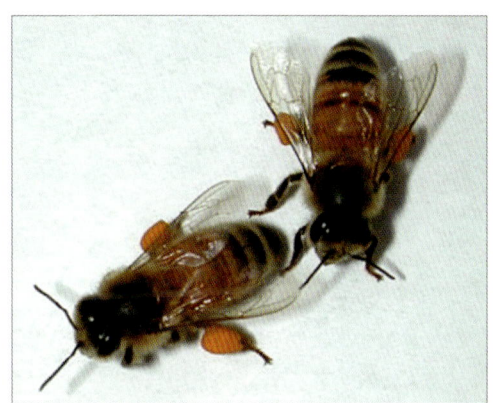

꿀벌이 화분을 뒷다리에 뭉쳐서 가져오는 모습
(화분 1kg으로 1만 마리의 벌을 키울 수 있다.)

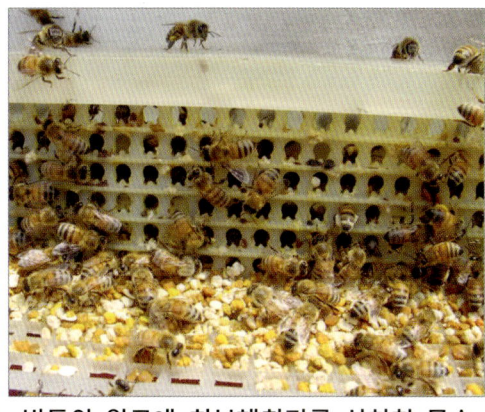

벌통의 입구에 화분채취기를 설치한 모습

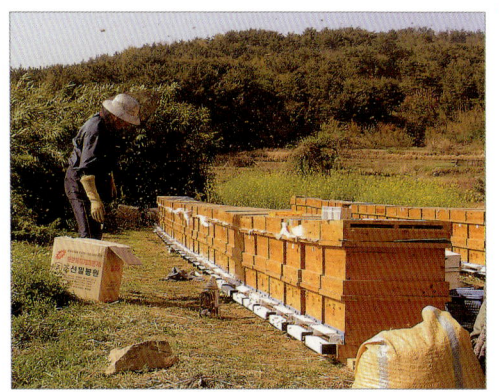

화분채취기를 설치한 벌통

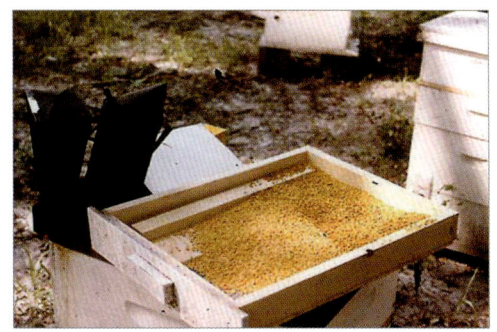

화분채취기를 통해 채취한 화분

식물의 생식세포인 화분은
최고의 약이고, 최고의 식품이다.

면역을 키워야 만성병이 낫는다

(우울증, 불면증, 류마티스, 간질환, 당뇨 등)

머리말

　식물의 생식세포인 화분을 취급하게 된 것은 70년도 후반부터이다. 화분을 취급하면 할수록 토양에 퇴비와 같은 역할을 화분이 우리 몸에서 한다는 사실을 알게 되었다.
　화학비료는 벼농사 때 조금만 과용해도 약한 태풍에도 잘 넘어지고, 문고병과 도열병 같은 병해에도 농사를 망치게 된다. 우리 몸에도 화학비료와 같은 단백질의 영양소도 필요하고, 농약과도 같은 약도 필요하다. 그렇지만 이것을 과용하거나 남용했을 때는 인체에 돌이킬 수 없는 해를 준다. 그러나 퇴비는 다르다. 과용하거나 남용해도 해가 없고, 많이 사용할수록 좋은 것이 퇴비이다. 단지 약과 같이 빠른 효과가 없다는 것이 단점이지만 어떻게 보면 이것이 도리어 장점일 수도 있다.
　병은 의사나 약만이 고치는 것은 아니다. 식사요법, 운동요법, 정신요법 등 다양한 방법으로도 고칠 수 있다. 의사의 아버지라고 하는 히포크라테스(Hippocrates: 고대 그리스의 의학자)는 "음식으로 고치지 못하는 병은 의사도 고치지 못한다"는 말을 했다. 모든 병을 약으로만 고치려고 하다보니 고치는 병보다 못 고치는 병들이 도리어 더 많아졌다.
　병은 면역이 고친다는 생각을 갖고 면역을 높이는 것이 주가 되고, 약은 보조로 사용한다는 개념을 가지고 병을 다스리면 거의 모든 병들은 낫게 된다. 관절염은 현대의학으로도 고치기 어려운 병에 속한다. 그러나 이것도 면역력만 강화시켜 주면 병은 스스로 낫게 된다.

필자가 21년 만에 류마티스 관절염에서 낫게 된 것도 특별한 치료방법이 있었던 것이 아니고, 면역을 높여주는 방법에 의해서 낫게 되었다.

류마티스 관절염을 앓고 있는 20대 부부(차창호: 부산시 부산진구 개금1동 140번지)가 찾아왔을 때 필자가 나았던 방법을 적용시켰더니 이들도 낫게 되었다. 이들이 12년 만에 친척을 모시고 찾아왔을 때 면역을 키워주는 방법이 중요함을 그때서야 알게 되었고, 그들이 모델이 되어 이 책을 쓰게 되었다.

21년간 앓아오던 류마티스 관절염도 토양과 인체는 동일하다는 사실을 알게 된 후 건강을 되찾게 되었고, 그 체험을 활자화시킨 것이 「건강으로 가는 길」이다. 이 책이 출간된 지 13년 만에 '염을 잡아야 류마티스 관절염이 낫는다.' 라는 평범한 깨달음을 얻게 되었다. 거기에다 면역을 높이는 방법을 적용시켰을 때 치유효과는 아주 높아졌다. 이것은 관절염에만 적용되는 것이 아니라 모든 병에 다 적용될 수 있다. 이러한 체험을 위주로 하여 쓴 것이 「면역을 키워야 만성병이 낫는다」라는 책이다.

이 책을 위해 추천사를 써주신 박항균(전 경북대 농대학장) 박사와 글을 쓸 때 큰 도움을 주신 정형외과 K과장에게도 감사를 드립니다.

1999년 10월 18일

김 해 용 金 海 湧

추천사

  우리나라가 근대화되기 전 상류층 사회에서 고유 과자를 만들어 먹었던 것이 맵쌀가루에 송화가루를 넣고 거기에 꿀로 반죽해서 만든 송화다식(松花多食)이 있었다. 이것도 알고 보면 그 시대에 맞는 건강식이었다.
  우리의 생활이 향상되고부터는 누구나 건강에 관해서는 많은 관심들을 가지고 있다. 건강에 주로 사용하는 것은 자연 물질이고, 장기 사용해도 부작용이 없는 물질들이다. 이 중에 곤충이나 동물이 선호하는 물질이면 인체에도 해가 없다.
  벌들이 번식을 위해 가지고 오는 화분이 세계적으로 알려지기 시작한 것은 1972년 독일 뮌헨 올림픽 때 폴란드 선수들이 메달을 많이 딴 것은 그들이 상용한 화분의 효능이었다는 사실이 알려지고부터이다.
  화분은 식물의 생식세포(生殖細胞)로써 그 속에는 인체가 필요로 하는 모든 영양소가 골고루 다 들어있기 때문에 영양소의 보고(寶庫)라고도 할 수 있다. 그래서 화분을 완전식품(完全食品 : Perfect Food)이라고 한다.
  김해용 선생은 질병 때문에 양봉을 시작한 것으로 알고 있다. 양봉(養蜂)을 오랫동안 하면서 벌들이 가지고 온 화분과 프로폴리스(Propolis)에 대해서는 남다른 연구와 많은 경험들을 가지고 있음을 양봉업계에서는 널리 알려져 있다.
  이 책에서는 화분의 효과가 동일하지 않다는 것을 밝히고 있다. 식물에 따라 성분이 다르듯이 화분의 성분도 작용이 다르고, 일반 경작지에서 생산된 화분은 효력이 없고, 산지의 화분 중에서도 다년생 식물과 충매화(蟲媒花) 화분에서 효과가 있다고 했다. 이런 것은 오랜 경험자가 아니고서는 밝힐 수 없는 것들이다.

일본의 중부지역 한 고산지대 목장에서 있었던 일이다. 초지(草地)는 다른 지역보다 좋았지만, 소를 입식시키기만 하면 얼마가지 않아 죽곤 했다. 이것이 되풀이 되다보니 원인 규명을 하기 위해 농무성에서 연구기관에 의뢰를 하게 되었다.

여기에 참가한 학자는 지질, 생물, 미생물, 축산, 수의사 등 여러 대학의 교수들로 팀이 구성되어 조사를 실시했다. 거기에서 밝혀진 것은 토양에 코발트(Cobalt) 성분의 부족으로 빈혈로 인해 소가 죽게 되었다는 것이다. 코발트는 비타민B_{12}의 성분으로 이것이 부족하면 동물이나 고등식물은 극심한 부족현상을 일으키지만, 자체적으로 합성을 하지 못한다. 그래서 코발트를 가축사료에 첨가시켜 위(胃) 속의 세균이 이것을 합성하도록 한 것이 코발라민(Cobalamine)이다.

현재 많아진 여러 질환이나 류마티스 관절염도 토양이 나빠지면서 많아졌다고 한 것에 대해 농학자의 입장에서 볼 때도 과학적 근거가 있는 것으로 여긴다.

이 책이 많은 사람들에게 읽혀질 때 본인의 건강은 말할 것도 없고, 국가적인 차원에서도 크게 기여할 것으로 여겨져 이 책을 기꺼이 추천하는 바이다.

1999년 10월 16일

전 한국양봉학회장 / 전 경북대학교 농과대학장 농학박사

박향준

증보판을 내면서

「면역을 키워야 만성병이 낫는다」는 책을 출간할 때인 1999년에만 해도 아토피 환자가 적었다. 2000년 이후부터 아토피 환자가 급격히 늘어나자 아토피에 관해서 쓴 책이 없는지 문의해 오는 사람들도 있었다.

면역을 키워주면 아토피도 나을 수 있다는 말을 해도 의구심을 갖는 사람들은 여전히 많았다. 증보판을 낼 때는 아토피에 관해서도 다루어야 되겠다는 생각이 들어 적은 분량이지만 쓰게 되었다.

이 책을 처음 쓸 때만 해도 면역에 관해서는 관심들이 없었지만, 지금은 그때와는 많이 달라졌다.

상업적 광고에 필자의 책명과 유사한 "면역이 떨어져서 병이 왔다"는 문구를 접하면서, 이러한 문구들이 대중들 속에 깊이 인식되어지면 질병에서 고생하는 사람들은 줄어들게 될것이다.

염증성 질환이지만 항생제를 사용해도 잘 낫지 않는 사람에게, "면역이 너무 떨어져서 약의 효과가 잘 나타나지 않으니 「두리원」에 문의를 해보라는 의사의 권유로 전화했다"고 했을 때 필자에게는 어디에서도 얻을 수 없는 가장 큰 기쁨이었다.

염증이나 항균성 질환은 항균력이 있는 항생제를 사용해야만 나을 수 있다는 것이 일반적인 상식이다. 그러나 이러한 약들은 간을 해친다. 간에 부담없고, 과용해도 부작용이 없으면서 항균력을 나타내는 것이 식품에도 있다. 이런 것들을 일반식품과 구별하기 위해 건강기능식품이라고 한다.

  화분이 면역력을 높여주는 것은 너무나 분명한 사실이지만, 항균력까지 갖고 있다고 말하기는 어렵다. 그러나 체내에 들어가서 면역력을 높일 때는 항균력을 나타낸다.

  「면역을 키워야 만성병이 낫는다」는 책을 2판 2쇄까지 인쇄할 수 있었던 것은 「두리원」과 필자를 사랑하여 준 독자들이 있었기 때문에 가능했다. 증보판을 내면서 이 분들에게 진심으로 감사를 드린다.

2007년 12월 21일

김 해 용 金 海 湧

차례

머리말 ……………………………………………… 14
추천사 ……………………………………………… 16
증보판을 내면서 ………………………………… 18

1. 화분이란

1. 백화(白花)의 정(情) ………………………… 25
2. 화분학(花粉學) ……………………………… 27
3. 화분의 생식수명 …………………………… 29
4. 모든 연령층이 사용할 수 있다 …………… 30
5. 단단한 화분의 껍질 ………………………… 32
6. 화분의 껍질은 벗길 수 없다 ……………… 35
7. 근친결혼을 피하는 화분 …………………… 37
8. 화분은 신비의 물질인가 …………………… 38
9. 화분임을 밝히지 않았으면 ………………… 44

2. 화분과 영양

1. 화분과 단백질(아미노산) ………………… 47
2. 비타민과 화분 ……………………………… 52
3. 화분과 효소 ………………………………… 54
4. 칼륨의 작용 ………………………………… 57
5. 필수 영양소 41종 …………………………… 58
6. 경이적인 루틴(Rutin) ……………………… 60

3. 면역을 키워야 만성병이 낫는다

1. 면역을 키워야 만성병이 낫는다 …………… 63
2. 면역의 중요성 ……………………………… 65
3. 면역 강화에는 퇴비와 같은 영양소 ……… 68
4. 면역은 이럴 때 나타난다 ………………… 70
5. 면역은 이러한 역할 ………………………… 72

6. 항생제 남용은 면역을 약화 …………………………… 74
　7. 면역억제제 ……………………………………………… 78
　8. 반역의 물질은 있는 것일까 …………………………… 80

4. 최고의 약 최고의 식품

　1. 화분은 영양의 보고 ……………………………………… 82
　2. 화분은 최고의 약, 최고의 식품 ……………………… 83
　3. 화분은 상약(上藥) 중에 상약 ………………………… 86
　4. 활성산소와 화분 ………………………………………… 88
　5. 꽃가루(화분)병 ………………………………………… 91
　6. 완전 무공해 식품 ………………………………………… 93
　7. 채소, 과일이 뼈를 튼튼하게 한다 …………………… 95

5. 여러 질환에 좋은 화분

　1. 산성체질을 개선 ………………………………………… 98
　2. 당뇨는 산성체질에서 …………………………………… 100
　3. 간장병에는 프로폴리스가 최고 ……………………… 102
　4. 빈혈에는 화분이 특효 ………………………………… 108
　5. 빈혈과 엽산 ……………………………………………… 111
　6. 분자교정의학 …………………………………………… 112
　7. 38년된 병자는 변형된 류마티스 환자 ……………… 116
　8. 이럴 수가 ………………………………………………… 120
　9. 변비에도 좋다 …………………………………………… 121
　10. 봉산물은 모든 병을 낫게 한다 ……………………… 123
　11. 중풍, 치매 ……………………………………………… 126
　12. 심하던 입안 염증이 낫다 …………………………… 129
　13. 부정수소(不定愁訴) …………………………………… 131

6. 오줌싸개와 전립선염

　1. 항이뇨 호르몬 …………………………………………… 134
　2. 오줌싸개에 확실한 효과 ……………………………… 135
　3. 전립선염 ………………………………………………… 139
　4. 전립선 비대와 빈뇨 …………………………………… 141
　5. 전립선염이나 전립선 비대증이 있을 때 오는 증상 ………… 142

7. 성욕이 있어야 사업도 성공

1. 성(性)에는 나이가 없다 …………………………………… 143
2. 마늘 ……………………………………………………… 145
3. 로얄제리 ………………………………………………… 150
4. 누에가루 ………………………………………………… 157
5. 성기능에 관여하는 아연 ………………………………… 160
6. 옥타코사놀(Octacosanol) ………………………………… 162

8. 꿀벌과 화분

1. 꿀벌과 화분 ……………………………………………… 164
2. 꿀벌은 왜 침을 ………………………………………… 165
3. 나방도 화분을 좋아한다 ………………………………… 167
4. 토종꿀이 좋은 이유 ……………………………………… 169
5. 경주마(競走馬)에 화분이 어떨까? ……………………… 172
6. 꿀벌이 갖고 오는 국내 화분 …………………………… 175
7. 몸이 가벼워야 …………………………………………… 177
8. 생화분과 배 아픈 사람 ………………………………… 178

9. 우울증, 불면증 쉽게 낫는다

1. 우울증의 발병 …………………………………………… 181
2. 마음의 병이 증상을 만든다 …………………………… 184
3. 어린이 10%가 정신적 문제아 …………………………… 185
4. 신생아의 1.2%가 선천성 기형 ………………………… 188
5. 정신을 황폐화시키는 불면증 …………………………… 191
6. 프로폴리스의 위력 ……………………………………… 194
7. 우울증과 노이로제의 차이 ……………………………… 196
8. 미국에는 1천 7백만 명 ………………………………… 199
9. 약물 치료 시에는 끈기를 ……………………………… 201
10. 자신이 테스트할 수 있는 방법 ………………………… 203
11. 우울증이 있는 사람이 지켜야 할 규칙 ……………… 204
12. 만성질병 있으면 거의가 우울증 ……………………… 205
13. 머리를 맑게 한다 ……………………………………… 208

14. 천재소리 듣던 학생이 ･･････････････････････････････ 210
15. 주는 자에게는 병이 없다 ･･････････････････････････ 212
16. 봉산물 우울증에 뛰어난 효과 ･･････････････････････ 216

10. 벌같이 일하면 낙오자가 없다

1. 부신피질 스테로이드 ････････････････････････････ 221
2. 봉산물은 치유효과를 높인다 ････････････････････ 223
3. 엄호 사격하는 포병부대 ････････････････････････ 225
4. 건강한 에너지 ････････････････････････････････ 227
5. 국민이 건강하려면 ････････････････････････････ 230
6. 시기는 뼈를 썩게 한다 ････････････････････････ 233
7. 활성도가 살아있는 화분 ････････････････････････ 236
8. 감기를 달고 다니는 어린이 ････････････････････ 237
9. 「에이스폴렌」････････････････････････････････ 239
10. 벌같이 일하면 낙오자가 없다 ･･････････････････ 241

11. 체험기

1. 류마티스에서 낫게 되다 ･･････････････････････ 244
2. 우울증에서 벗어나다 ･･････････････････････････ 247
3. 허리가 아프고 빈혈이 있었는데 ･･････････････････ 250

12. 눈이 약해져 있다

1. 눈의 피로 ･･････････････････････････････････ 253
2. 결명자 ････････････････････････････････････ 253
3. 비타민A ････････････････････････････････････ 255

13. 아토피성 피부염

1. 아토피 ････････････････････････････････････ 258
2. 알레르기와 아토피 ････････････････････････････ 260
3. 껍질 외면이 아토피를 유발 ････････････････････ 263
4. 정제염 ････････････････････････････････････ 265
5. 흰설탕 ････････････････････････････････････ 269
6. 아토피가 낫다 ････････････････････････････････ 270

1 화분이란?

1. 백화(百花)의 정(情)

　필자가 60년도 중반 병든 몸을 이끌고 외가가 있는 시골(영천)에 들어갔을 때 한학(漢學)에 조예가 깊었던 외당숙(外堂叔)께서 만약(萬藥)을 사용해도 효과가 없을 때는 백화의 정(百花의 情)을 한 번 사용해보는 것도 좋다고 했다.

　"백화의 정이 무엇입니까?" 했더니 "모든 꽃에는 정기(精氣)를 가지고 있다. 이것도 몇 가지의 꽃에서 얻은 것이 아니고, 100가지의 꽃에서 정기를 얻으면 대단한 치유력이 있어 만병(萬病)을 치유케 하는 힘을 얻는다"고 했다.

　"어느 한 계절에 100가지 꽃을 모을 수 없기때문에 이른 봄부터 피는 산수유 꽃에서 시작하여 가을에 피는 국화까지 모았을 때 가능하다. 꽃이 모아졌으면 거기에 술을 부어 두었다가 2~3개월 지난 뒤에 소주잔으로 매일 3잔씩 마시면 대개의 병들은 낫게 된다. 술을 못먹는 사람은 가루를 내어서 먹어도 같은 효과를 얻을 수 있다"고 했다.

　"100가지 꽃을 채취하는 것은 심히 어렵습니다. 그렇지만 실제 나을 수 있습니까?" 했더니 "중국의서(中國醫書)에 있는 이야기인데 꽃도 좋겠지만, 그만한 정성이 들어가면 어떤 병이든 나을 수 있다는 뜻도 내포하고 있다"고 했다.

그 이야기를 들은 후 오랫동안 잊고 있었는데 화분(花粉)을 직접 생산하고부터 그 생각이 되살아났다. 화분은 비록 인간이 직접 채취하는 것은 아니지만, 벌이 가지고 오는 공(功)을 생각하면 '만병을 다스릴 수 있다' 는 생각을 하게 되었다.

화분에 대해서 깊이 연구하면 할수록 만병을 치유케 할 수 있는 원천의 힘이 거기에 있다는 사실을 깨닫게 된다. 백화의 정은 꽃잎만을 말하는 것이 아니라, 꽃의 수술까지 먹었을 때 그러한 정의 기운이 생긴다.

일반적으로 40~50대 남성들이 제일 좋아하는 선물 가운데 하나가 스태미나의 대명사인 비아그라일 것이다. 그리고 남녀가 다 좋아하는 단어 가운데 하나가 스태미나(Stamina : 정력, 기력, 끈기)이다. 라틴어로 꽃의 수술이 스태이멘(Stamen)

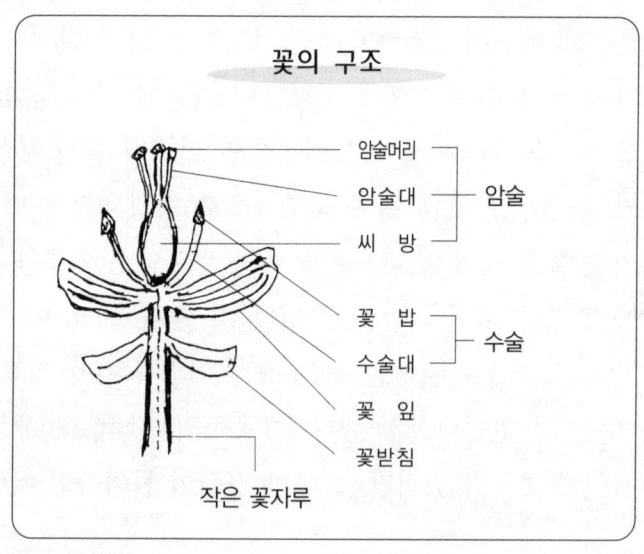

이고, 꽃 수술의 복수가 Stamina라는 명사다. 이러고 보면 꽃의 수술이 바로 정력이라는 뜻이다. 꽃가루에 정기(精氣)가 있다는 사실을 먼저 알게 된 나라는 중국이 아니고, 희랍이라는 생각이 든다.

2. 화분학(花粉學)

현미경이 발명되기 전에는 화분의 입자를 육안으로 볼 수 없었기 때문에 화분은 꽃의 수술에 붙어 있는 단순한 가루로 생각해 왔다. 그러다가 1590년 쟌센(Jansen)이 현미경을 발명하고부터 현미경의 발전에 따라 생물학도 발달하게 되었다.

1938년 밀러(Miller)가 전자현미경을 발명하고부터 화분에 대한 연구도 놀랄 정도로 발전했다. 화분의 형태도 둥근 것, 모난 것, 가시같이 뾰족하게 생긴 것, 또는 축구공같이 생긴 것도 있어서 모양새가 아주 다양하다는 것을 알게 되었다. 색깔도 꽃에 따라 각각 다른 색깔로 구성되어 있다.

화분에 대한 연구의 범위가 넓어지자, 화분학(花粉學·Palynology)이라는 새로운 학문 분야가 개설되었다. 화분학에서는 화분의 형태, 수정 과정, 화학적 성질에 대한 기초적 연구 외에 고대 기후학, 지질학, 임학, 의학 등의 연구가 활발하게 이루어졌다.

화학, 의학 분야에서는 화학적 분석과 단백질의 효능, 화분병(花粉病 : 알레르기 질환)에 대한 연구가 주요 과제였다.

양봉학에서는 밀원 식물과 꿀의 영양가가 연구의 대상이었지만, 지금은 봉산물(蜂産物)이 치유적인 면에서 연구가 더 활발히 이루어지고 있다. 20년 전만 해도 이 방면에 연구하는 사람들은 벌을 직접 기르고 있는 양봉인과 봉산물에 관심을 둔 몇몇 사람에 불과했다. 그러나 근래에 와서는 다양한 직업을 가진 사람들이 연구를 하고 있다. 일본에서는 봉침(蜂針)을 연구하는 사람들이 지역마다 있고, 프로폴리스를 연구하는 사람은 의사, 약사, 치과의사, 화학자, 물리학자 등 다양한 직종에 종사하고 있는 사람들이다.

우리나라에서는 봉산물 가운데 프로폴리스를 연구하는 학자로서는 전북대학교 축산과 박형기 교수, 상주산업대학 축산과 차용호 교수와 동아대학교 식품학과 방극성 교수가 있다.

화분을 연구해서 석사학위를 받은 사람들은 있지만, 질병과 연관시켜 연구한 의사, 약사는 없는 것으로 알고 있다.

임학에서는 산림의 변천 과정을 화석을 통해 연구하고 있고, 우량 품종의 개량에도 응용하고 있다. 고고학에서는 유적지에 들어있는 화분에 의해서 당시 식생(植生)의 형태, 고대의 기후까지도 알아내고 있다. 지질학에서는 석탄을 구성하고 있는 식물의 유형, 지층의 연대는 그 속에 함유하고 있는 화분이나 포자화석을 통해 알아낸다.

3. 화분의 생식수명

사람의 생식세포인 정자(精子)는 질 속에서는 1~4시간, 자궁 안에서는 7~14일간 생존이 가능하다. 그리고 온도에 따라서 수명이 달라진다. 체온과 같은 36℃에서는 18시간, 실온(28℃)에서는 55시간 생존이 가능하다.

식물의 생식세포인 화분의 수명은 인간의 정자와는 다르다. 식물의 종자(種子)에 비해서는 아주 짧고, 수정(受精)될 수 있는 시간도 한정되어 있다. 벼꽃의 화분은 꽃에서 일단 떠나면 몇 분만 지나도 수정할 수 있는 능력이 상실된다. 그러나 1년 이상의 발아력을 갖고 있는 대추야자 같은 것도 있다. 그렇지만 대개는 며칠에서 10일 전후가 된다. 파, 토마토, 가지, 옥수수 등은 2~3일 수명이고, 10일 전후 것이 감, 사과, 국화 등이다. 30일 정도의 수명을 가지고 있는 것이 매화와 복숭아 꽃가루이다. 수명은 고온다습한 곳에서는 짧고, 한랭건조한 곳에서는 길다.

꿀벌이 채취하여 온 화분은 수정할 수 있는 능력은 이미 상실되었지만, 영양가면에서는 하등 관계가 없고, 장기간 보관도 가능하다. 공기가 유통되는 곳에서는 산화작용 때문에 5~6개월만 지나도 효능이 떨어지지만, 진공상태에서는 수분의 유입만 없으면 2~3년이 지나도 효능에는 큰 차이가 없다.

화분 성분 중에서 비타민과 단백질은 시일이 오래 경과하면 효능의 차이가 다소 있지만, 미네랄의 효능은 동일하게 나타난다.

4. 모든 연령층이 사용할 수 있다

　근세의 자연의학자로서 두각을 나타낸 분으로 프랑스 소르본느 대학의 생화학교수였던 레미 쇼방(Remy Chauvin)을 꼽는다. 그분의 연구는 다양했지만 그 중에서도 봉산물(蜂産物) 연구가 뛰어난 업적으로 인정받으므로 양봉가와 자연의학 연구가들에게 많이 알려져 있다.

　우리나라에서는 양봉을 해도 꿀이나 밀랍 밖에 채취할 수 없었던 1957년에 이미 쇼방 교수는 2톤의 화분을 가지고 많은 사람들에게 임상으로 사용한 뒤 효과에 대한 반응을 추적하였다. 여기에서 얻은 결론은 '화분은 영양식품 중에서 최고의 식품' 이라면서 극찬을 아끼지 않았다.

　화분을 장복하면 적혈구가 증가하므로 여러 질환에 효과를 가져다줄 수 있다고 했다. 그 중에서도 빈혈에 탁월한 효과가 있고, 만성피로에도 빠른 회복을 가져다준다고 했다.

　특히 노인들에게는 활력을 주어 수명을 연장케 한다. 그 외에 만성변비, 대장이 약해서 오는 과민성 대장염, 만성설사에도 잘 듣는다고 했다. 병후에는 빠른 체력의 회복이 있었고, 발육이 부진한 사람에게는 체중의 증가를 가져다준다고 했다.

　화분이 남성에게는 젊음의 싱싱함을 가져다주고, 여성에게는 아름다움을 준다고 했다. 그 외에 모든 사람에게 건강을 지켜줄 수 있는 최고의 자연물질임을 의학계에 보고함으로써 의학계에서도 관심을 갖게 되었다. 의학계보다 관심을 더 가진 곳이 제약회사였다. 이러한 결과들이 유럽에서 화분 붐을 일으키는 계기가 되었다.

 화분의 효력은 약리작용에서 오는 것이 아니고, 영양학 작용에서 오는 것이 되어 필요 이상의 양을 먹거나 장기간 사용해도 인체에 해나 부작용이 없다는 것이 밝혀졌다.

 식물에 독성이 있다면 그 식물의 꽃가루(화분)에도 독성이 있어야 한다는 것이 이론적으로는 맞는 말이다. 그러나 화분은 무독하다는 것이 밝혀졌다. 화분에 독성이 있으면 벌들이 먼저 죽게 되고, 그 화분을 먹는 유충들까지 죽게 된다. 그러나 화분을 먹어서 벌이나 유충이 죽었다는 보고는 어느 나라에서도 아직 나온 것이 없다.

 BHC이나 DDT가 검출될 수 있는 지역에서 채취한 화분을 가지고 검사를 했지만, 농약성분이 검출되지 않았다고 했다. 현미에는 피틴산(Phytic Acid)이 있어서 해독 작용을 하듯이 화분에도 해독시키는 어떤 성분을 갖고 있는 것이 아닐까 하는 생각이다.

 도토리의 떫은맛에서 추출한 아콘산(Acornic Acid)이 중금속을 해독시키는 성분이라는 사실이 수년 전 신문에 크게 보도된 바 있다. 그렇다고 보면 화분에도 그러한 성분이 함유되어 있다고 가정해 볼 수 있다.

5. 단단한 화분의 껍질

 국내에서 화분에 대한 말이 많았던 시기가 80년도 중반이다. 화분의 껍질에 독성이 있기 때문에 그것을 벗기지 않고 사용했을 때는 해가 있다고 주장한 사람은 서울대 약학과 김ㅇㅇ교수였다. 화분은 너무 미세하여 인위적으로는 껍질을 벗길 수 없고, 그것을 벗기기 위해 화공약품이라도 사용하면 그로 인해 오는 피해는 더 클 수 있다고 한 식품학 교수도 있었지만, 학자가 아니더라도 껍질을 벗기기 위해 화공약품을 사용하면 유해하다는 사실은 누구나 인정한다.

 그리고 시일이 지나면서 화분의 입자는 가루 같이 미세하기 때문에 껍질을 벗길 수 없다는 것이 밝혀졌다. 이러한 학설이 나올 수 있었던 것은 화분의 외막이 스포로폴레닌(Sporopollenin)이라는 화합물로 형성되어 있기 때문이다.

 화분의 내막은 섬유질로 되어 있고, 이 속에는 원형질과 화분액(생식세포)으로 이루어져 있다.

 꽃의 수술이 언제나 가까이에 있는 암 수술에만 가서 수정된다는 보장은 없다. 벌의 다리에 묻혀져서 다닐 때는 수 km씩 여행을 하게 되고, 바람에 날려갈 때는 수천 km 떨어진 이국(異國)땅에까지 가서 수정될 수 있다. 기나긴 먼 여행 끝에 임무를 다하려고 하면 보통 껍질의 막(膜) 가지고는 달성할 수 없다. 그래서 하나님은 미세한 화분이지만 단단한 껍질로 인해 강한 생존력을 갖게 한 것이다.

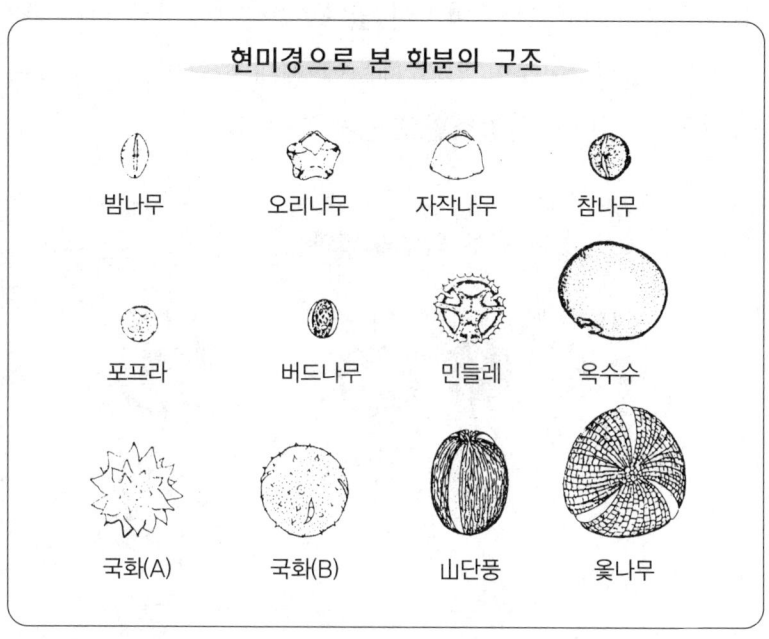

　화분이 바람에 날려 땅에 떨어지면 시일이 경과함에 따라 세포나 핵은 죽어 없어진다. 동물의 위(胃)에 들어가면 영양분은 소장에서 흡수되지만, 배설된 껍질은 흙이나 암석, 석탄 속에 묻혀서 수억 년이 지나도 그대로 남아있다. 이것을 채취해서 땅의 지층과 껍질의 모양, 발아구의 수를 조사하게 되면 과거의 기상조건과 자연환경, 자생한 연대까지도 알 수 있다.

　그렇다고 보면 화분은 쉽게 소화될 수 없는 물질이고, 화분의 껍질을 벗기지 못하면 껍질에 자극을 주어서라도 흡수가 잘 되도록 해야 한다는 이론도 나올 수 있다.

　화분에는 수정할 때 화분관을 낼 수 있는 발아구(發芽口)라는 구멍이 있다. 만일 이것이 없다면 화분은 식품으로는 사용할 수 없다. 이것이 있기 때문에 체내에 들어가면 껍질은 흡수될 수 없어도 영양소만은 쉽게 흡수된다.

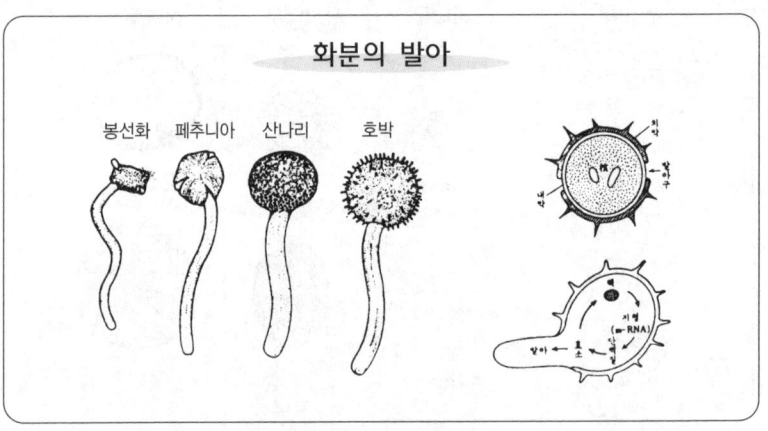

화분의 발아

3천배로 확대한 화분

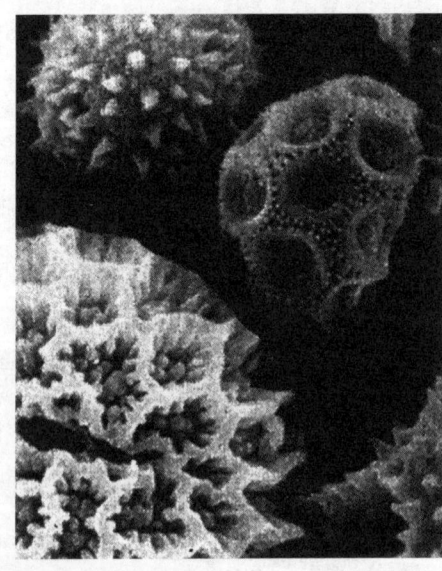

왼쪽 2개는 버들류 화분
오른쪽 축구공처럼 생긴 것은
제라늄의 화분

발아구의 수는 화분에 따라 다르다. 벼, 밀, 옥수수, 삼나무, 소철은 1개, 쌍자엽(雙子葉)식물에는 3개, 호박과 질경이는 10개의 발아구를 가지고 있다. 벼, 옥수수, 송화 화분이 소화가 잘 안되는 것은 발아구를 하나씩 가지고 있기 때문이다.

세포를 주로 연구하고 있는 교수 한 분은 필자가 준 여러 종류의 화분을 전자현미경을 통해 보고 그 아름다움에 매료되었다고 했다. 화분의 색깔이나 모양새를 디자인에 응용했을 때 새로운 분야를 개척할 수 있다는 말까지 해주었다.

6. 화분의 껍질은 벗길 수 없다

중년 부인이 화분가공식품인 「바이오폴렌」을 구입하면서 "이 화분은 껍질을 벗긴 것입니까?" 하고 물었을 때, 15년 전의 일을 잊지 않고 기억하고 있는 데 대해 놀라움을 금치 못했다.

"화분의 껍질을 벗겨야 알레르기(Allergie) 독성이 없고, 몸에 흡수가 잘 된다"고 한 것은 15년 전 모 제약회사가 만들어 낸 판매전략이었지만 그 후유증은 너무나 컸다. 판매에는 전략도 중요하지만, 순간의 잘못된 전략이 영원한 오점을 남긴다는 사실이 제조업자에게는 큰 교훈이었을 것이고, 양봉인들에게는 큰 피해를 주는 사건이었다.

그 회사가 원료를 수입해서 제조 판매한 화분은 스웨덴의 'AB세넬' 사의 제품이었다. 이 회사는 1945년에 설립된 세계적인 화분 회사로서 나포렌골드(S)라는 제품을 주력 상품으로 내어 놓았다. 이 회사가 만든 화분 팜플렛에는 "화분의 크기는 3백분의 1㎜정도로 작기 때문에 껍질을 벗긴다는 것은 불가능하므로 거기에서 추출한 여분의 껍질을 제거하면서 독성도 제거했다"고 했다. 그 당시만 해도 좋은 채분기(화분을 채취하는 기구)가 나오지 않아서 벌에 의존하는 것보다 경작지에 꽃을 재배해서 기계로 채취한 화분을 사용했다. 산지(山地)의 다년생 식물에서 벌이 갖고 온 화분과는 비교가 되지 않았다. 그런데도 이것이 벌이 갖고 온 화분보다 더 위생적이고, 효능 면에서도 더 좋다고 광고했다.

그것만이 아니고 '껍질에는 알레르기 물질이 있기 때문에 그것을 벗기지 않으면 독성이 있고, 체내에 들어가서는 흡수가 되지 않는다'고 했다. 화분의 크기는 20~30㎛(1㎛=1000분의 1㎜)이여서 눈에 들어가도 표가 나지 않을 정도로 미세하다. 이러한 크기의 화분을 물리적 방법으로는 도저히 벗길 수 없다. 그런데도 우리나라에서는 잘못된 학설을 10년 넘게 울궈먹으면서 그동안 회사는 재미를 보기도 했다.

그때 잘못된 설이 지금까지 남아있기 때문에 화분을 알레르기의 주범으로 여기는 사람들까지 있다. 오늘 찾아온 사람도 그들 가운데 한 사람이다.

화분에는 여러 개의 분화구가 있어서 체내에 들어가면 3시간 이내에 화분에 들어있는 단백질은 분해가 된다. 그렇기 때문에 습기가 있고 온도만 맞으면 하루만에 변질되는 것이 화분이다. 그런데도 화분은 소화가 잘 되지않는 물질로 인식되어 왔다.

그 당시 모 회사에서 만든 화분은 20%의 화분에 80%의 유당(Lactose)을 넣어서 만들었기 때문에 입 안에 들어만 가도 살살 녹았다. 그래서 껍질을 벗긴 화분은 그렇게 잘 녹는 줄만 알고 사용했다.

필자는 그때 그 화분을 직접 구입해서 먹어본 경험이 있기 때문에 내용물에 대해서 잘 알고 있다. 화분가공제품은 50% 이상 화분이 들어갔을 때 화분의 효과가 제대로 나타난다.

필자는 국내산 화분을 10년간 제일 많이 소모시켜 왔다. 그렇게 많은 화분을 판매해 왔지만 옻나무 화분을 구분할 수 있기 때문에 화분 알레르기로 고생한 사람은 아직까지 한 사람도 만나보지 못했다.

7. 근친결혼을 피하는 화분

일본의 왕족들 사회에서는 한때 근친결혼이 성행했지만, 우성학적으로 좋지 않다는 것이 밝혀져 근래에 와서는 하지 않는 것으로 알고 있다.

꽃은 한 꽃에 수술과 암술을 함께 가지고 있지만, 근친결혼을 할 수 없게 되어 있다.

꽃에서 수술이 위쪽에 있고, 암술이 밑에 있으면 수술이 꽃밥 밑으로 떨어지기만 해도 수정이 가능하지만, 암술이 항상 위쪽에 있기 때문에 바람이 밑에서 치올라 불지않는 한 어렵다.

수술이나 암술이 한 꽃에서 시차없이 동시에 수정할 수 있을 정도로 성숙되어 있으면 바람이나 곤충에 의해서도 수정이 가능하다. 그러나 수술이 왕성한 생식기능을 갖고 있어도 암술이 암술의 머리를 벌리지 않으면 생식은 불가능하다.

암술이 갓 결혼한 신부같이 예쁜 모습으로 신랑을 맞으려고 준비를 하면 바로 곁에 있던 신랑은 90세의 노인과도 같이 몸은 이미 말라서 생식은 불가능한 상태에 있다. 암술은 어쩔 수 없이 벌이라는 중매쟁이를 통해서 이웃이나 멀리 떨어져 있는 멋진 신랑(수술)을 맞이해서 여성만이 가질 수 있는 잉태라는 결실을 맺게 된다.

화분이 근친 수정을 할 수 없도록 되어 있는 것은 유전적으로 좋은 종자를 생산하기 위해서이다. 하나님이 천지만물을 창조하신 뒤에 모든 생물에게 "생육하고 번성하여 땅에 충만하라"는 축복을 하셨다. 그 섭리에 따라 모든 식물도 여기에 순응하고 있는 것이다.

8. 화분은 신비의 물질인가

위생법규에는 신비, 기적, 최고, 최상, 제일, 특수 등 이러한 용어는 법적으로 사용하지 못하도록 되어 있다. 그런데도 필자가 이 용어를 사용하게 된 데는 그만한 이유가 있다.

필자가 화분을 사용한 경력이 10년 미만의 짧은 경력이라면 이 용어를 사용할 수 없다. 그렇지만 화분을 본격적으로 사용한 지도 20년이 되었고, 국내산 화분을 가지고 국내에서 제일 많이 소모시킨 지도 벌써 10년이 넘는다. 그렇다고 보면 화분에 대한 경험이 어느 정도인지 짐작할 것이다.

 화분은 과용해도 인체에 부작용이 없고, 장기 복용해도 해가 없는 완전식품이다. 평택에 계시는 윤명철 목사는 13년째 하루도 거르지 않고 매일 화분을 복용하고 계시는 분이다.

 윤 목사는 자칭 "내 몸은 병의 백화점이라고 할 만큼 머리에서 발끝까지 안 아픈 데가 없었다"고 했다. 병명도 시시한 병명이 아니고, 유명한 병명들은 다 가지고 있었다. 류마티스 관절염, 심장병, 고혈압, 당뇨, 불면증, 신경쇠약 등등 병명만도 17가지가 되었다. 평택에서는 얼마 살지 못하고 돌아가실 목사님으로 소문이 나 있었다. 이런 목사께 필자는 화분 처방만 내어 주었다.

 저항력이 떨어져 여러 가지 합병증이 온 환자들에게는 어린아이 다루듯이 해주어야 한다. 이런 분에게 약성(藥性)의 물질을 사용하면 좋아지긴 해도 어느 한 부위는 오히려 더 나빠질 수 있다. 그렇기 때문에 식생활을 개선하면서 사용하도록 권유했다.

 1년 반 만에 완전히 건강을 되찾았고, 손수 운전해서 부산까지 찾아 오셨다.

 그 분이 필자를 신뢰하고 따를 수 있었던 것은 「건강으로

가는 길」이라는 책을 읽고, 우리 몸에는 퇴비와 같은 영양소가 필요하다는 사실을 깨달았기 때문이다. 오래 살지 못할 것으로 알았던 윤 목사가 건강을 되찾게 된 비결을 묻는 사람들이 많았다. 그 사람들에게 일일이 답하기가 뭐해서 「건강으로 가는 길」 200여 권을 자비로 구입해서 나누어 주기도 했다.

10년 전 평택에서는 윤 목사로 인해 화분 붐이 일어나서 우리 제품을 드신 분들이 많았고, 지금까지도 계속 드시는 분들도 있다.

유기질 퇴비는 어느 토양, 어느 작물에도 다 적용되듯이 화분은 어떤 질병이든 다 적용된다. 그 중에서도 허약한 어린이에게는 최고의 약이요, 최고의 식품이다. 최고의 약이라고 한 것은 식품으로서는 병을 고치지 못하고 약으로만이 고칠 수 있다고 생각하는 의사, 박사 인텔리들이 많기 때문에 최고의 약이라고 표현한 것이다.

3일마다 병원을 찾지 않으면 안되고, 외출할 때는 약봉지부터 먼저 챙겨야 하는 사람, 약간의 기온변화만 있어도 감기에 걸리고, 기온이 내려가면 마스크 등으로 중무장(보온)하지 않고서는 외출하지 못하는 병약한 어린이, 낮에도 몇 시간씩 자지 않고는 못견디는 사람도 화분을 6개월만 먹어주면 병원 문을 찾지 않아도 된다. 이것은 너무나 확실하기 때문에 두 번 이야기하면 잔소리다.

'김해용, 당신 잠시 정신나간 소리하는 거 아니요?' 할 사람도 있겠지만, 20년 넘게 화분을 사용한 전문가로서 하는 이야기이다. 화분마다 성분과 피막이 다르므로 어린이들에게는 아무 화분이나 먹일 수 없다.

화분은 식물의 생식세포로서 그 식물이 가지고 있는 영양소의 엑기스다. 엑기스에는 영양소의 파괴가 있지만, 화분은 영양 파괴가 없는 엑기스(寶庫)의 덩어리이다. 그래서 화분 1g 먹는 것은 그 식물 100g 먹는 것보다 더 유익하다.

이스라엘 민족이 40년간 광야생활을 할 때 먹게 된 만나(Manna)가 화분이라고 말하는 농학자도 있다. 만나의 맛은 "꿀 섞은 과자 같다(창세기 16:31)"고 했는데 화분이 그러한 맛이 있다. 그리고 "하루가 지나면 벌레가 생기고 냄새가 났다(창세기 16:20)"고 했다. 기온이 높은 열대지역에서는 하루만 지나도 그런 현상이 일어난다. 성서에 나오는 만나는 타마리스크(Tamarisk : 버드나무의 일종)의 화분이라고 하는 학자도 있다.

하나님이 인간에게 주실 때는 이 지구상에 있는 것으로 주시고, 없는 것은 주지 않는다. 그렇다고 보면 화분이 만나였다고 하는 것도 비약해서 하는 말은 결코 아니다.

사람은 몇 개월도 살기가 어렵다고 하는 사막(시나이 반도)에서 40년간 200만이나 되는 이스라엘 민족이 생활하는 데는 배를 채우는 것도 중요했지만, 그들의 건강을 유지하기 위해서는 건강식도 필요했다. 그렇다고 보면 영양의 보고인 화분이 만나(Manna)일 수도 있다.

만나(Manna)와 화분(Bee Pollen)의 공통점

만 나 (Manna)	화 분 (Bee Pollen)
서로 이르되 이것이 무엇이냐 하니 (출애굽기 16:15)	화분을 보지 못한 사람이 처음 보았을 때는 "이것이 무엇이냐?"라고 할 수 있다.
(만나의 형태는) 작고 둥글며 (출애굽기 16:14)	벌들이 다리에 뭉쳐서 갖고 오므로 둥글고 무게가 25~40㎎이다.
서리같이 가는 것 (출애굽기 16:14)	기온이 0℃ 이하일 때 공기 중의 수증기가 땅에 접촉하여 가루처럼 얼어붙은 것이 서리이다. 흰 화분을 말리기 위해 널면 서로 붙어 엉켜 있어 흡사 서리같이 보인다.
깟씨 같이 (출애굽기 16:31)	벌이 갖고 온 화분의 입자(粒子)는 고수씨(깟씨) 정도의 굵기이다.
희고 (출애굽기 16:31)	화분은 꽃에 따라 색이 다르지만 다래, 개다래, 옥수수화분은 희다.
맛은 꿀 섞은 과자 같았더라 (출애굽기 16:31)	화분에는 쓴 화분도 있지만 15%의 꿀이 함유되어 있어 흰 화분은 특히 과자같이 맛있다.
아침까지 두었더니 벌레가 생기고 냄새가 난지라 (출애굽기 16:20)	바로 채취한 화분은 수분이 많아 고온에서는 하루만 지나도 곰팡이가 피고 냄새가 난다.

만나(Manna)와 화분(Bee Pollen)의 공통점

만 나 (Manna)	화 분 (Bee Pollen)
신령한 식물 (고린도전서 10:3)	바울은 만나를 '신령한 식물'이라고 했다. 면역력이 떨어져 있는 사람에게는 화분이 신령한 식물로 여겨질 정도로 효능이 높다.
광야생활을 하는 이스라엘 민족에게는 고단위 단백질(잘 변질)과 다양한 성분이 든 만나와 같은 영양물질이 필요했다.	화분 속에는 200여 가지의 영양소가 함유된 고단위 영양식품이고, 여왕벌의 먹이인 로얄제리(Royal Jelly)의 원료가 화분이다.
선택받은 이스라엘 민족도 종족 번식을 위해서는 스태미나(Stamina) 식품이 필요했다.	Stamen의 뜻이 꽃가루이고, 꽃가루의 복수가 스태미나(Stamina)이다.
하나님께서 만물을 다스릴 수 있는 권한을 인간에게 주셨고, 주실 때는 지구상에 있는 것으로 주신다.	화분이 세계적으로 알려진 것은 1960년대이고, 우리에게 알려진 것은 1980년도 중반이다.
광야생활을 하는 이스라엘 민족에게 만나를 주신 것은 하나님의 특별한 은혜였다.	만물을 지배할 수 있는 인간에게 화분을 얻게 한 것은 하나님의 특별한 은혜이다.

9. 화분임을 밝히지 않았으면

　화분이 우리 몸에 좋다는 것이 알려지기 시작한 것은 80년도 초 이름있는 제약회사에서 화분제품을 생산하고부터이다. 이때 삼아약품에서는 「스테노렉스」라는 이름으로 화분제품을 생산했다.
　작은 오동나무상자에 넣어진 1개월분이 4만 2천원이었다. 그 당시 서민층에서는 구입해 먹기가 어려운 고가품이었다. 그것을 중앙일간지 신문에 5단 통광고로 1년 가까이 광고를

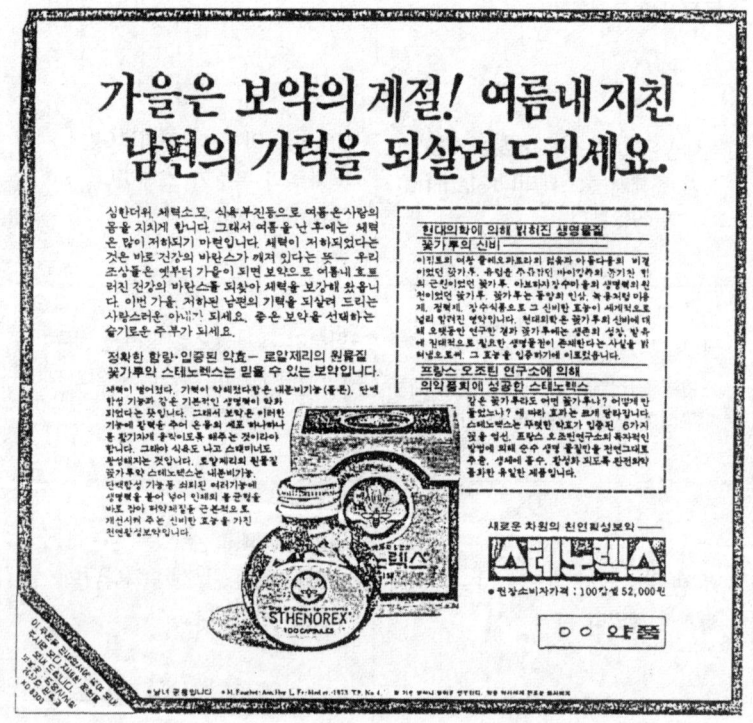

했다.

 화분을 생산하는 입장에는 볼 때는 대단히 기쁜 일이었다. 제약회사에서 화분 광고를 해주니 화분 붐이 일 것이라는 기대감마저 가졌다. 그러한 원인으로 화분 시세는 지금보다 그 당시가 더 고가였다.

 그러한 회사가 1년 넘게 열심히 광고하다가 뜸해졌다. 그 원인은 "광고는 우리 회사에서 하는데 이익은 다른 회사에 돌아간다."라는 것이 큰 이유였다.

 아무리 좋은 제품도 희귀할 때 값이 나가는 것이지 여기저기서 생산이 되면 가치는 자연히 떨어지게 된다. 화분이 어느 한 업체에서만 생산할 수 있는 독과점 제품이라고 하면 매일 비싼 광고료를 지불하고도 이익이 나올 수 있었을 것이다.

 그때 세품의 원료를 화분이라는 것을 밝히지 않고 식물의 생식세포라고만 밝히고 광고를 하였더라면 수명은 오래갔을 것이다.

 이와 반대로, D제약에서 만든 세○톤이라는 제품은 성분이 화분이라는 것을 밝히지 않고, 생식세포라는 것만 밝혔기 때문에 20년 가까이 만성전립선염 치료약으로 꾸준히 판매되고 있다. 약의 수명주기가 평균 3~4년인 것을 감안하면 긴 수명주기를 넘어 장수하고 있는 제품이다.

 좋은 미사여구로 광고한다 해도 효능이 뒷받침되지 않으면 그 제품의 수명은 오래가지 못한다. 그렇지만, 화분제품은 효과가 뒷받침되어 주기 때문에 언제까지나 장수할 수 있는 확실한 제품이다.

　필자가 오랫동안 화분을 취급하다보니 예전에 삼아약품에서 생산되었던「스테노렉스」가 아주 좋은 제품이었다고 말하는 사람도 몇 분을 만날 수 있었고, 그중에 두 사람은「스테노렉스」를 구입할 수 없겠느냐고 묻는 사람도 있었다.

　회사에서는 좋은 제품을 생산하는 것도 중요하지만, 그것을 인기있는 상품으로 만드는 판매 전략도 중요하다는 사실을「스테노렉스」라는 제품을 통해 얻은 바가 컸다.

2 화분과 영양

1. 화분과 단백질(아미노산)

　5대 영양소 중에서 제일 많이 강조되는 영양소가 단백질이다. 단백질은 세포를 구성하고 있는 성분 중에 50%를 차지하고, 성장하는 어린이나 소모성 질환에는 단백질이 귀중한 영양소가 된다.

　50~60년대만 하여도 몸에 성인병 같은 질병은 없었어도 초로(初老)현상은 빨리 왔다. 그래서 그 당시 50세만 되어도 지금 60~70세보다 더 늙어 보였다.

화분에는 다음과 같은 18종의 아미노산이 들어 있다.
(＊표는 필수아미노산)

아스코르브산	＊라이신	글루타민산
＊메티오닌	알라닌	＊페닐알라닌
알기닌	프롤린	시스틴
세린	글리신	＊트레오닌
히스티딘	＊트립토판	＊이소루이신
타이로신	＊루이신	＊발린

필수 아미노산의 효능

종 류	작 용
이소루이신	성장촉진, 신경장애, 간기능 강화
라 이 신	성장발육촉진, 기능촉진
메 티 오 닌	간장기능 촉진, 해독작용, 간장의 지방침착 방지, 간경화 방지
페닐알라닌	요소사이클, 간질환
트 레 오 닌	영양제
트 립 토 판	니코틴산(체내에서 니코틴산으로 변화하는 중요한 아미노산)
발 린	체력회복, 건강보호
히 스 티 딘	십이지장궤양, 식도 구강들의 궤양, 위산과다증, 위염의 치료

단백질의 하루 필요량은 체중이 60kg이면 60g 정도이고, 최소한 30~40g은 섭취해 주어야 한다. 하루 3끼의 밥을 먹기가 어려웠던 시기는 그만한 양의 단백질을 섭취하기가 정말 어려웠다. 그래서 노쇠현상이 빨리 왔던 것이다.

단백질이 부족하면 얼굴에 잔주름이 많이 생기고, 특히 여성들에게는 유방의 탄력이 없어진다.

우리가 단백질을 섭취한다 해서 바로 흡수되는 것은 아니다. 산이나 효소에 의해 아미노산으로 분해되어 흡수된다. 그렇게 되었을 때 단백질은 우리 몸에서 피가 되고 살이 된다.

양질의 단백질이라고 하면 아미노산으로 전환될 수 있는 단백질이 많은 것을 의미한다. 지금까지 알려진 아미노산의 종류는 20여 가지가 된다. 아미노산 중에 몸에서 합성되는 아미노산이 있고, 합성되지 않는 아미노산이 있다. 합성이 되지 않는 아미노산은 필히 음식물을 통해 섭취해야 한다.

아미노산 필요량 (mg/몸무게 1kg/1일)

아 미 노 산	성 인	어 린 이	유 아
히 스 티 딘	0	0	28
이 소 루 이 신	10	30	70
루 이 신	14	45	161
라 이 신	12	60	103
메티오닌+시스틴	13	27	58
페닐알라닌+타이로신	14	27	125
트 레 오 닌	7	35	87
잘 린	10	33	93
트 립 토 판	3.5	4	17

(FDA/WHO가 정한 아미노산 권장량)

 이러한 아미노산을 필수아미노산이라고 하는데 우리 몸에는 8가지가 있다.

 화분 속에는 필수아미노산 외에 알라닌(Alanine : 당질, 단백질, 지질 합성의 중요한 역할), 시스틴(Cystine : 모발, 피부, 손톱의 주성분인 Keratin에 함유) 등이 함유되어 있다.

 잘 건조된 화분 속에는 1~13%의 아미노산이 함유되어 있다. 이 함량은 쇠고기나 달걀 또는 치즈에서 얻어지는 양의 5~6배가 된다. 이런 화분 속에는 양질의 아미노산이 많기 때문에 하루에 12g만 섭취해도 충분한 필수아미노산을 얻을 수 있다.

 영천에 계시는 이동찬 씨는 류마티스 관절염을 장기간 앓으면서 매일 부신피질 호르몬을 2~3정씩 복용해왔다. 그로

필수아미노산 비율표(%)

필수아미노산	달걀	쇠고기	클로렐라	스피루리나	꽃가루
이소로이신	0.67	0.93	3.90	3.9	4.5
로이신	1.08	1.70	6.01	6.5	6.7
라이신	0.89	1.76	4.60	3.3	5.7
메티오닌	0.40	0.43	0.61	1.3	1.8
페닐알라닌	0.65	0.86	3.00	2.6	3.9
트레오닌	0.59	0.86	2.30	3.0	4.0
트립토판	0.20	0.25	0.59	1.0	1.3
발린	0.83	1.05	3.30	4.0	5.7

인해 뼈가 약해진 것은 말할 것도 없고, 어느 부위 하나 성한 곳이 없을 정도로 망가져 있었다. 화장실 출입을 못하는 것은 물론이고, 머리털은 항암치료받은 환자같이 빠져있고, 위장도 헐어서 죽만 조금씩 먹고 있는 상태였다.

　약은 모두 끊으라고 했다. 그런 상태에서는 어떤 약을 사용해도 효력은 나타나지 않는다. 약의 효력도 몸에 면역기능이 조금이라도 남아있을 때 나타나는 것이고, 없을 때는 어떤 효과도 기대할 수 없는 것이 인체의 기능이다. 때로 약에서 얻는 치료효과보다는 진통효과가 더 클 때가 많다.

　몸이 나빠져서 합병증이 온 환자에게는 지력이 떨어진 토양에 퇴비를 넣어서 지력을 높이듯이 몸을 도와주어야지 화학비료나 농약 같은 약은 도리어 체력을 떨어뜨린다.

　몸의 원리도 토양의 원리와 동일하게 나타난다. 몸이 아주

약한 사람에게는 약리작용이 아닌 영양학작용으로 도와주어야 하고, 몸은 저항력이 약한 아기 몸으로 여기고 다스려야 한다.

화분을 가공시켜 효력을 극대화시켜 놓은 「바이오폴렌」을 보통 사람은 1회에 1포씩이지만 2배를 사용하도록 권했다. 과립으로 되어 있어서 쉽게 흡수될 수 있지만, 그것마저 어려움이 있을 것 같아서 입안에서 몇 번 씹어 침을 듬뿍 묻힌 다음에 삼키도록 했다. 그리고 나서 「류마-21」을 하루 3번 먹기가 어려울 것으로 여겨 2회씩 먹도록 했다.

1개월이 경과했을 때 몸에서 기운이 조금씩 나기 시작했고, 죽만 먹던 것을 밥으로 전환시킬 수 있었다. 이때부터 류마티스에 사용하는 「류마-21」과 「등다래」를 같이 사용했다. 2개월이 넘어서자 그렇게 많이 빠지던 머리털도 빠지지 않았고, 3개월 되었을 때는 못 가던 화장실도 갈 수 있었다. 6개월이 되었을 때는 부인과 같이 교회도 나갈 수 있게 되었다. 그렇게 다 죽어간다고 소문이 났던 사람이 교회까지 다니자 명절 때 고향에 찾아왔던 친척들이 그 사람을 찾아뵙게 되고, 그 사람은 자연스럽게 「두리원」을 소개하는 계기가 되었다.

이분을 통해 서울, 인천, 대구, 포항 등 각 지역에 사는 친척들이 두리원을 찾아왔다. 만약에 이 사람이 도시에 사는 사람이었다면 이렇게 많은 사람들이 찾아오지는 않았을 것이다. 도시에서는 옆집에 사는 사람의 성씨가 뭔지, 직업이 뭔지도 모르는 무관심 속에서 살고 있다. 그러나 농촌은 모든 것이 개방되어 있어서 앞집과 뒷집의 속사정까지 속속들이 다 알고 있어 숨기지 못하고 살아가는 곳이다.

도시에서 같은 아파트에 사는 옆집 사람의 성씨만이라도 알 수 있어도 도시생활이 지금과 같이 삭막하지는 않을 것이다.

2. 비타민과 화분

1900년대 초까지만 하여도 동물의 성장과 생명 유지에 필요한 성분은 탄수화물, 단백질, 지방, 무기질, 물 다섯 가지로 생각해 왔다.

여기에 기준해서 만들어진 사료를 가축에게 주었을 때 정상적인 성장이 되지 못하고 폐사하는 가축들이 늘어나자, 이 외에 다른 물질이 있을 것으로 여기고 연구하였던 것이 1921년에 폴란드의 화학자 C.풍크(C.Funk 1884~1967)가 쌀겨로부터 각기병에 효과 있는 비타민(Vitamine)을 발견했다.

Vitamine의 본 뜻은 라틴어로 생명을 의미하는 Vita와 질소질을 함유한 유기물질을 의미하는 Amine의 합성어이다. Vitamine은 생명을 유지하는데 없어서는 안되는 필수적인 물질이라는 뜻을 가지고 있다. 그러나 비타민은 대량이 아닌 소량을 필요로 하고, 신체기능을 조절하기 때문에 어떤 면에서는 호르몬 작용과 비슷하다. 그러나 호르몬은 신체의 내분비기관에서 합성되지만, 비타민은 외부로부터 섭취해야 한다는 것이 다르다.

예를 들면 비타민C는 사람에게는 비타민이 되어도 동물에게는 호르몬 성분이 된다. 그 이유로는 비타민C는 사람의 몸에서는 합성이 안되고 섭취해야만이 얻을 수 있다. 그러나 토끼나 쥐, 대다수의 동물들은 몸속에서 스스로 합성할 수 있으므로 이들에게는 호르몬이 된다.

비타민B는 탄수화물이나 지방, 단백질과 같은 에너지 물질은 아니지만 에너지 대사에 촉매적인 역할을 한다. 화분 속에는 이러한 비타민이 다량 함유되어 있다. 그 함량은 벌꿀이나 로얄제리보다도 월등히 높다. 화분에 들어있는 비타민B의 종류는 화분의 종류에 따라 다소 차이는 있지만, 꿀에 비해서는 49~378배나 더 많은 양을 함유하고 있다.

꿀 한 가지로는 병을 고칠 수 없다. 그러나 여기에 식초나 다른 한약재를 넣었을 때는 꿀의 효능은 높아진다.

미국 자연요법의 대가였던 D.C. 자비스(D.C. Jarvis) 박사는 성인병 환자들에게 바몬트주의 민간요법을 적용시켜 많은 병자들을 고쳤다. 여기에 주로 사용한 민간요법은 꿀물에 식초를 시큼할 정도로 타서 마시게 하는 방법이었다. 이것이 피로에는 더 바랄 수 없는 좋은 처방이다. "병의 근원은 피로에서 온다"는 말을 적용시키면 어떤 병에도 효과있다는 것이 된다.

필자는 수시로 음료수로 겸해 마시고 있는데 음용해보지 못한 사람은 그 효능을 인정할 수 없을 정도다.

한의학에서는 경옥고(瓊玉膏)가 보약 중에서도 상약에 속한다. 그 원인은 "정(精)을 많게 하고 뼈의 진액을 채워주고, 모발을 검게 하고 다리의 병을 없애 준다"고 했다. 거기에 들어가는 재료는 인삼, 생지황, 백복령, 꿀 4가지이지만, 그 중에서도 꿀이 큰 비중을 차지한다.

화분은 꿀에 비해서 모든 영양소가 다량 함유되어 있다. 「바이오폴렌」을 몇 달만 사용해도 두통이나 빈혈이 낫게 되고, 우울증과 불면증에는 「프로킹」과 겸하면 효과가 더욱 빠르다. 류마티스 관절염에도 「류마-21」과 같이 사용하면 치유 효과가 아주 높다.

고질적인 전립선염에도 좋은 효과가 있다. 면역력이 떨어진 허약한 어린이나 경부임파선염에는 특효이고, 야뇨증에도 잘 듣는다. 이러한 효과들이 있는 것은 다양하게 들어있는 비타민과도 무관하지 않다.

3. 화분과 효소

우리의 몸을 유지시키는 데는 열량식품 이외에 비타민, 미네랄, 호르몬, 효소라는 네 가지 영양소에 의해 유지가 되고, 모든 기능들이 조절되므로 활력을 갖게 만든다.

효소의 종류는 비타민이나 호르몬의 종류보다 더 많다.

학자들이 효소를 학문적으로 연구하게 된 것은 불과 몇 십년밖에 되지 않지만, 우리 조상들은 효소에 의해 술을 빚었고, 식혜나 엿을 만들었기 때문에 아주 오래전부터 효소를 잘 이용해온 민족이다.

　쌀밥을 오랫동안 씹으면 씹을수록 입 안에서 감미를 느낄 수 있는 것도 타액 중에 아밀라아제(Amylase)라는 효소작용 때문이다. 생선이나 육류가 위 속에서 소화가 잘 되는 것도 단백질을 분해하는 펩신(Pepsin)이나 레닌(Rennin)이라는 효소에 의해서이다. 육류를 먹어서 소화가 잘 되지 않는 것은 이런 효소가 부족한 사람이다.

　리파아제(Lipase)라는 효소는 지방산을 잘 분해시켜주므로 돼지비계나 튀김 음식을 먹어도 소화를 잘 시켜낸다.

　인체 내에서 효소가 많은 부위는 위, 입 안, 장, 간장, 신장, 췌장 등이다. 밥을 먹지 못해서 몹시 여윈 손자에게 할머니가 밥을 씹어서 입 안에넣어 주는 것을 보고 아주 비위생적이라는 생각을 했지만 그렇게 해서 주면 소화가 잘 되고, 식욕을 돋아준다.

　꽃샘(蜜腺)에 들어있는 화밀(花蜜)은 꿀이 아니다. 이것을 벌들이 위(胃)에 넣어 와서 벌집 안에 토해내었을 때 꿀이 된다. 위 안에 있던 효소가 전분이 많은 화밀을 과당이나 포도당으로 전환시켜 흡수력을 좋게 만들어 놓은 것이 꿀이다.

　꿀을 농축시켜 인위적으로 수분을 빼낸 꿀은 효소가 없는 죽은 꿀이다. 이러한 꿀은 건강에 도움을 주지 못하기 때문에 1차식품의 꿀이 아니고, 단순한 맛이나 칼로리를 낼 수 있는 2차식품에 불과하다. 수입된 꿀은 100%가 농축된 꿀이다.

농축을 시키지 않고 드럼통에 넣어서 수출하다 보면 꿀의 발효에 의해 드럼통이 터지는 수가 있다. 그렇기 때문에 꿀은 농축기에 넣어서 효소를 불활성화 시키지 않고서는 수출하지 못한다.

옛날에는 입 안이 헐었을 때 꿀을 바르면 나았는데, 지금은 꿀을 발라도 낫지 않는다고 하는 것은 농축된 꿀이기 때문이다.

꿀벌이 화분을 가지고 올 때는 위 속에 들어 있던 꿀을 내어서 다리에 발라가며 꽃가루를 묻히기 때문에 화분 속에는 많은 효소들이 들어있다. 그 중에서도 주목할 수 있는 효소가 카탈라아제(Catalase)이다. 이외에 아밀라아제(Amylase), 디아스타제(Diastase) 등 10여 가지의 효소가 들어있다. 카탈라아제는 세포의 노화가 급격히 진행되거나 병이 왔을 때 크게 감소하는 효소이다.

이런 효소의 감소에 따라 그 사람의 건강상태를 알 수 있다. 이런 것을 감안하면 앞으로의 효소 산업은 발전할 수밖에 없다. 특히 유전자의 DNA도 효소에 의해 만들어지고 있다. 그렇다고 보면 효소가 생명의 근원이라고 할 수 있다. 21세기에 급격히 발전할 수 있는 산업 가운데 하나가 효소 산업이다.

"암의 발생은 효소의 부족에서 온다"는 학설이 있다. 실제로 암이 발생하였을 때 카탈라아제는 전혀 찾아 볼 수 없다. 체내에서 카탈라아제가 감소하기 시작하면 세포의 활동이 둔해지고, 활동도 제대로 할 수 없게 된다. 이것이 결국 암과도 결부된다.

화분이 항암효과가 있다는 것은 여러 문헌에서 찾아볼 수 있지만, 어떤 특별한 물질 하나가 항암작용을 한다기보다는 카탈라아제와 같은 여러 종류의 효소와 미네랄, 비타민, 섬유질 등 다양한 영양소의 복합적인 작용에 의해 얻어지는 효과라고 생각할 수 있다. 꽃에 따라서 특별히 항암효과가 있는 꽃가루도 있다. 그 대표적인 화분이 개다래, 백굴채, 찔레 등이다.

암 환자에게는 보통 사람에 비해 배의 양을 사용해야 한다. 이것은 오랜 경험에서 얻어진 것이다.

4. 칼륨의 작용

화분은 칼륨(K)을 많이 함유하고 있다는 것을 앞서 설명한 바 있다. 화분 속에는 2~3%의 미네랄이 들어있고, 이 중에 칼륨이 차지하는 비율이 가장 높다.

칼륨은 우리 몸에서 대량으로 필요로 하는 미네랄은 아니지만, 그래도 나트륨(Sodium:Na)에 비해 배나 함유되어 있다. 성인 70kg의 체중에는 약 105g이 들어있지만, 동일한 체중에서 칼륨(Potassium:K)은 210g이 들어있다.

칼륨이나 나트륨은 비슷한 화학적 성질을 가지고 있는 양이온이지만, 칼륨은 세포질 내에 많이 존재하고, 나트륨은

사람의 체액과 체조직 내 칼륨(K)의 함량

구 분	체액 또는 체조직				
	혈액	혈장	세포질	근육	신경조직
K함량(mg/100g)	200	20	440	250~400	530

주로 세포외액(細胞外液)에 존재하는 것이 다르다.

세포 내에서는 보통 나트륨과 칼륨의 비율이 1:10을 유지하고 있지만, 세포외액에서는 28:1 정도로 나트륨 성분이 많다.

염분을 많이 섭취하면 성인병에 해롭다고 하는 것도 모두 나트륨의 삼투압 작용에 의해 칼륨의 비율이 달라지기 때문이다.

성인병을 가지고 있는 사람은 염분을 사용할 때마다 많은 양을 섭취하는 것이 아닐까? 하고 염려들을 하지만, 평상시 칼륨을 충분히 섭취해 주면 염분에 대한 우려는 하지 않아도 된다.

5. 필수 영양소 41종

인간이 가장 필요로 하는 필수 영양소는 지금까지 밝혀진 것은 41종에 지나지 않지만, 생체의학이 발달할수록 그 숫자는 더 늘어나게 된다. 왜냐하면 인간은 몇 개의 원소에 의해 이루어진 것이 아니고, 토양의 원소를 다 갖고 있는 것이 인간이기 때문이다. 이 중에 몇 개의 원소나 영양소만 부족해도 우리 몸에는 질병이 올 수 있다.

비행기가 나는 데는 수십만 개의 부품이 들어간다. 이 중에 몇 개의 부품에서 불량이 있어도 비행에 이상이 오는 것과 같은 원리이지만, 인간은 비행기보다 더 정밀하게 창조되었다.

평소 균형된 식생활을 하면 모든 것이 해결된다고 하지만, 토양이 산성화된 이후부터 이것이 어렵게 되었다. 하나님은 이것을 예견하고 우리에게 가장 이상적이고, 다양한 영양소가 들어있고, 공해에 오염되지 않은 최고의 식품이라고 할 수 있는 화분을 얻을 수 있는 길을 열어 주었다.

지금까지 밝혀진 인간의 필수 영양소를 열거하면 다음과 같다.

생명의 쇄(鎖)로 이어져 있는 41종의 영양소

No.	영양소명	결핍될 경우	일본	FDA	화분	계란	기타
1	비 타 민 C	피부의 비타민, 거친피부, 괴혈병, 골격부전, 출혈	50	60	500	0	6
2	비 타 민 B₅	골격의 비타민, 소화기, 피부, 신경, 근육질환	17	20	200	0.1	0.6
3	비 타 민 E	젊어지는 비타민, 불임증, 노화, 협심증,빈혈		30	10	2.0	0.4
4	비 타 민 B₃	성장의 비타민, 발육불량, 소화기, 혈액질환			50	2.7	0.3
5	비 타 민 A	눈의 비타민, 눈이 반짝이지 않는다. 야맹증	0.04	0.1	9	0.05	0.1
6	비 타 민 B₆	신경의 비타민, 신경과민, 불면증, 피부염, 빈혈		2	5		
7	비타민B₁₂	혈액의 비타민, 악성빈혈, 간장장애		0.006	12	0.25	0.15
8	비 타 민 B₂	미용의 비타민, 생리불순, 세포의 기능약화, 기미, 거친피부	1.5	1.7	19	0.5	0.06
9	비 타 민 B₁	도덕적 비타민, 변비, 피부가 거칠어짐, 일이 싫어짐, 게을러짐	1.1	1.5	15	0.1	0.1
10	엽 산 (M)	조혈의 비타민, 악성빈혈, 성장불량, 구내염, 설사		0.4	16	0.01	0.01
11	엽 산 K	체질의 비타민, 칼슘흡수불량, 해독불가			0.5	0	0
12	엽 산 H	소화흡수의 비타민, 피부염, 신경증, 발육불량		0.3	6	0.02	0.02
13	엽 산 D	골격의 비타민, 곱추병, 골연화증, 간 위장장애			+	0	0
14	요 오 드	갑상선종증, 비만, 발육부진			0.02	0	0
15	코 발 트	조혈불능, 악성빈혈, 냉증, 두통, 거친피부			0.05	0.01	0.01
16	세 렌	혈류불량, 세포산화, 간장장애, 성장불량			0.03	0	0.01
17	몰 리 브 덴	간장장애, 발육장애			0.1	0.05	0.2
18	불 소	뼈나 이가 약해진다.			0.06	0	
19	동	빈혈, 골절이나 변형, 철의 흡수불량	2	2.5	0.8	0.17	1.1
20	크 롬	근육장애			+	+	0
21	망 간	생식능력저하, 골격부진, 운동실조, 신생아 사망	4		0.5	0.04	0.01
22	아 연	성장장애, 피부장애, 당뇨병	15	15	3.2	1.3	3.9
23	철	빈혈, 피로, 발육불량, 냉증, 두통	12	18	3	2	4
24	마 그 네 슘	혈관확장, 심계항진, 흥분하기 쉽다. 심장발작	500	400	120	9	20
25	칼 슘	뼈나 이를 만들 수 없다. 혈액이 응고되지 않는다. 동맥경화	800	1000	150	55	5
26	유 황	피부장애, 해독장애, 산소가 작용하지 않게 된다.			1.5		
27	인	대사장애, 뼈, 치아허약, 에너지 약화	900	1000	150	210	350
28	칼 륨	근육저하, 근무력증, 장폐색, 지각반사의 저하	4g		450	150	280
29	나 트 륨	정신불안정, 산성화 경향	5g		47	130	55
30	리 놀 산	세포가 산화하여 약화된다. 대사장애, 노화			+	2.2	+
31	염 소	위가 나빠진다. 혈압이상	4.2		10		
32	레 시 틴	세포막허약, 콜레스테롤 증대, 호흡곤란			0.16	0.01	0.4
34	라 이 신	저단백증, 혈구감소, 골·치아허약, 구토	1.6g		6.0g	0.9g	0.8g
35	메 티 오 닌	간장장애, 알레르기, 알콜해독장애	2.2		1.8	0.4	0.2
36	페 닐 알 라 닌	대사장애, 정신 박약자	2.2		3.9	0.7	0.5
37	발 린	발육불량, 내장질환	1.6		6.0	0.8	0.8
38	로 이 신	대사장애, 성장불량	2.2		6.7	1.1	0.9
39	이 소 류 신	정신장애, 글리코겐 분비장애	1.4		4.7	0.7	0.6
40	스 레 오 닌	대사장애, 발육불량	1.0		4.6	0.6	0.5
41	트 립 도 판	불면, 우울증, 뇌활동 불량, 신경장애	0.5		1.6	0.2	0.1

※ 단위는 mg. (단백질은 g)

6. 경이적인 루틴(Rutin)

화분 속에 다른 성분이 없다 해도 루틴만 들어있다면 권장할 수 있는 물질이다. 비타민P라고 불리우는 루틴은 1842년 운향과의 루타속 식물에서 오오그스트·뵈브가 발견한 배당체이다. 루틴에 관한 연구가 거듭되어 지금은 모세혈관이 약해서 올 수 있는 출혈에 대한 예방 및 치료제로 개발되어 모세혈관 벽의 투과성을 경감시키는 데 사용되고 있다. 이것은 한 마디로 모세혈관을 튼튼하게 하는 작용이 있으므로 고혈압 및 심장질환에 직접적인 역할을 하여 장수하게 된다.

루틴에 대한 약물적 효과를 밝혀준 것은 모스크바 과학 아

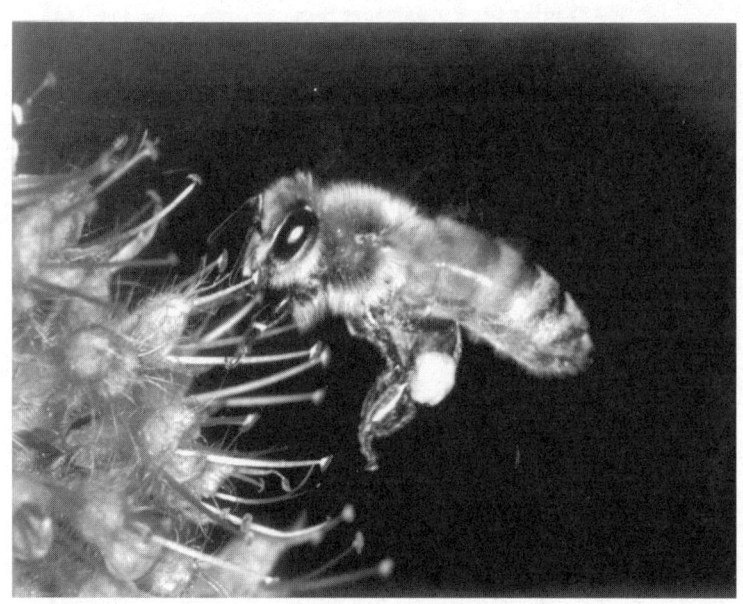

열심히 화분을 수집하는 일벌(白亭壽 祚)

카데미 요이리치 교수와 그의 연구원인데, 동물실험결과에 의하면 루틴의 특성은 전 혈관에 저항력을 강화시키는 작용이 있다는 것을 밝혔다. 그의 실험결과를 요약하면 실험동물의 체중 500g에 20mg의 투여로 혈관의 저항력이 76%나 증강되었다.

  강화시키므로 맥박 수는 적어지고, 심장을 피로와 흥분에서 보호한다. 근래에 와서는 이뇨 및 침투력에도 강한 작용이 있어 전립선염에도 효과 있는 것으로 알려지고 있다.

  루틴은 모든 화분에 들어있는 것이 아니고 회나무꽃, 메밀꽃, 가평지역에서 생산되는 특수화분에 들어있다.

③
면역을 키워야 만성병이 낫는다

1. 면역을 키워야 만성병이 낫는다

 면역이 있어야 만성병을 고칠 수 있다는 말들은 하면서도 면역을 키우는 데는 모두 인색하다.

 면역(Immune)이라는 것은 몸 안의 내부환경이 강화되어 외부 인자(항원:抗原)에 대해서 방어할 수 있는 능력을 말한다. 이 말의 어원은 라틴어의 Immunitas 즉, 역병으로부터 면한다는 뜻을 가지고 있다.

 면역에는 크게 두 가지로 나눌 수 있다. 태어날 때부터 지니고 있는 선천면역(先天免疫)과 생활에 적응하면서 얻어진 후천면역(後天免疫)이 있다. 후천면역은 부모로부터 받은 것이 아니고, 자신의 생활을 통해서 얻어졌다 해서 획득면역(獲得免疫)이라고도 한다.

 선천면역을 자연면역이라고도 한다. 이것은 자신의 노력이나 환경에 의해서 얻어진 것이 아니고, 선천적으로 갖게 된 것이다.

 후천면역은 생활하는 가운데 적응하면서 얻어진 것들이다.

간염 환자들은 몸에 항체가 생기지 않으면 항상 두려움을 느낀다. 항체에는 감염된 세균을 제거하는 기능을 가지고 있다. 항체는 체액에 존재하며, 면역글로불린(Immunoglobulin)이라는 당단백질(糖蛋白質)로 이루어져 있다.

후천성 면역으로는 병원체 또는 그 독소를 면역원으로 이용하는 예방접종을 통해 얻을 수 있다. 이러한 방법을 인공면역이라고도 한다. E.제너는 이 방법으로 종두법을 최초로 발견하여 면역학의 기초를 이루어 놓기도 했다.

지난날에 없었던 암, 당뇨, 관절염 환자가 20년이 채 안되어 급격히 늘어났다면 여기에는 그것을 이길 수 있는 면역이 떨어진 데에 그 원인이 있지만, 근본적인 원인은 찾지 못하고 대신 운동부족이나 환경 탓으로 돌리고, 면역억제제 같은 단순 처방을 내리고, 작은 원인을 하나 찾아내면 거기에 크게 부각시키는 것이 현실이다.

근본 원인의 해결은 오직 식생활에서 찾을 수 있다. 여기에는 무슨 단백질, 무슨 비타민 같은 복잡한 영양학의 용어도 필요없고, 자연에 가장 가까운 음식물을 섭취해주는 것이 해결의 열쇠이다. 그렇다고 보면 정백(精白)음식문화에서 껍질음식문화로 돌아가야 한다는 이론이 정립된다.

60~70년대 먹었던 큰 그릇에 쌀알 몇 개만 보이던 감자 우거지죽이 어떻게 보면 지금 갈비집에서 먹는 것보다 더 좋은 건강식이다. 그때 음식물에 단백질만 조금 더 보충시키면 그것이 곧 면역식품이다.

면역기능을 강화시키는 최고의 식품은 식물의 생식세포인 화분이다. 이렇게 높이 평가할 수 있는 화분도 고열로 가열되면 면역기능의 영양소는 이미 상실되어 있다. 최고의 기능 식품은 열을 가하지 않은 상태에서 먹을 때 나타난다. 그것도 바로 나타나는 것이 아니고, 체내 영양소가 축적될 때 나타나므로 보통 2~3개월 후가 된다. 중금속은 몸에 축적되면 만성질병과 불치병을 유발하지만 필요한 미량 영양소의 미네랄이 몸에 축적되면 면역을 강화시켜 만성병을 낫게 하는 위력을 발휘한다.

2. 면역의 중요성

암, 류마티스 관절염, 강직성 척추염 그 외에 잘 들어보지 못했던 희귀병도 알고 보면 면역기능이 약해지면서 오게 된 병들이다.

99년 「염을 잡아야 류마티스 관절염 낫는다」는 책이 출간되고부터 「류마-21」을 주종 제품으로 사용하면서도 몸을 온(溫)하게 하는 「등다래」, 독소배출을 시켜주는 「제정환(前 어성초 효소)」, 면역기능을 강화시켜 주는 「바이오폴렌」, 이런 제품 가운데 어느 것을 첨가했을 때 효과가 더 높을까 하고 사용자들의 결과를 면밀히 조사한 바 있다. 체질과 연령에 따라 차이가 있었고, 어떤 것을 사용해도 효과는 분명 있었지만, 「류마-21」과 어느 제품을 병행해서 사용했을 때 효과가 더 높았다고 분명하게 답할 수 있는 방법은 나오지 않았다.

이때 해답을 줄 수 있었던 차창호(부산시 부산진구 개금1동 140) 씨 부부가 찾아왔다. 차씨는 필자가 86년 부산에 왔을 때「건강으로 가는 길」이라는 책을 보고 찾아온 류마티스 관절염 환자였다.

이 사람들에게는 필자가 나았던 방법을 적용시켰다. 현미식에 화분을 권하고 혈액순환 및 소염작용을 하는 프로폴리스를 주었는데 몇 달을 사용하고서는 많이 좋아졌다고 했다. 사무실에 찾아오면 아는 사람 중에 자기와 같은 병을 앓는 분이 있다면서 두 사람 분량의 제품을 같이 가지고 갔다.

얼마 지난 뒤 찾아 왔을 때는 결혼을 해서 아기 아버지가 되어서였다.

결혼할 사람도 류마티스 관절염을 앓고 있었지만, 두 사람이 관절염을 앓고 있는 환자라는 것을 밝히기가 부끄러워서 못밝혔던 것이고, 그때 가지고 간 것은 병원에서 만나 교제하던 아가씨에게 주기 위해서 가지고 간 것이라고 했다.

"김 선생님 덕분에 건강을 회복해서 결혼까지 하게 되었고, 지금은 아기의 아버지가 되었습니다"하고 찾아왔다. 필자는 오랫동안 류마티즘으로 고생했지만 두 사람은 나아서 결혼까지 한 것이 너무 고맙고 반가워서 그때 꿀 1되를 선물한 것으로 기억된다.

12년 전의 그 부부가 얼마 전에 다시 찾아 왔다. 그 이후 사무실은 옮겼지만, 전화번호가 변경되지 않았기 때문에 찾아올 수 있었다. 오면서 류마티스를 앓고 있는 이웃 사람 한 분을 모시고 왔다.

　류마티스는 젊을수록 치유효과가 높고, 범위가 좁을수록 더 빠르다. 그 분들은 직장생활을 하고 있었지만, 직장생활 하기가 힘든 상태였다. 그 분들이 낫게 된 것은 치료적인 특별한 물질을 사용해서 나은 것이 아니고, 면역을 강화시켜 주는 화분이 주 처방이었다. 그것으로 두 사람이 나았던 것이다.

　이분을 통해서 강한 느낌을 얻은 것은 치료방법의 확신을 주기 위해서 잊었던 두 분을 그것도 12년 만에 이들을 통해 면역의 중요성을 깨우쳐주기 위해서 하나님께서 특별히 보내주신 것으로 여겼다. '예수님은 바울에게 처음 나타난 것과 같은 직접적인 섭리도 있지만, 대개는 사람을 통해 역사하신다' 이 사실을 경험을 통해 얻어왔기 때문이다.

　이분들을 통해서 그때부터 사용하는 기준이 달라졌다. 병원 치료를 오래 받은 사람이거나 다발성으로 전신에 와서 저항력이 많이 떨어진 사람들에게는 화분제품인 「바이오폴렌(화분 외에 연골을 강화시키는 성분도 포함)」을 보통 사람의 배를 사용시켰을 때 전보다 효능이 아주 높아졌다. 류마티스 관절염과 퇴행성 관절염은 변형만 되지 않았으면 고칠 수 있다고 할 정도로 치유 효과가 높아졌다.

　만성환자일수록 면역력이 많이 떨어져 있기 때문에 현미식과 「바이오폴렌」같은 화분제품의 사용은 필히 요구된다.

3. 면역 강화에는 퇴비와 같은 영양소

농부가 농사를 지을 때 매년 토양 검사를 하면서 농사짓는 일은 거의 없다. 그러나 화학비료를 남용했을 때는 토양이 산성화되었다는 것을 예상하고 3년마다 탄산칼슘제인 석회를 평당 1kg씩 넣어 중성토양으로 만들어 준다.

중성토양(체질개선)이 되었다 해서 모든 작물이 다 잘 되는 것은 아니다. 비료의 3대 요소인 질소(N), 인산(P), 칼리(K) 이 외에 붕소(B), 규소(Si), 마그네슘(Mg)과 같은 미량영양소를 때로는 넣어준다.

이런 것을 주면서도 다른 영양분이 더 필요하지 않을까 하고 신경을 쓰게 되고, 확대되는 병충해를 막기 위해서는 수시로 약제를 살포해야 한다. 그러나 유기질 비료를 충분히 넣어주었을 때는 미량영양소에 대해 신경쓰는 농부는 아무도 없다. 퇴비 속에 모든 영양소가 다 들어있기 때문이다.

병원에 가서 특별한 검사를 했을 때 부족된 미네랄이나 아미노산이 나오면 그것만 공급해주면 몸은 일시적으로 좋아진다. 그러나 1년이 지나면 몸이 다시 나빠져 병원에 가면 호르몬이 부족하니 호르몬을 사용해야 한다는 진단이 나올 수 있다.

그 호르몬을 사용해서 나으면 몸은 날아갈 듯이 좋아지므로 그 처방을 내려준 의사는 명의로 추앙받을 수 있다. 그렇지만 1~2년이 지나고 나면 생각지도 않았던 여러 가지 병들이 다시 발생한다. 이런 병들은 몇 대의 주사나 약으로는 해결이 되지 않고, 때로는 평생 동안 약을 먹어야 한다는 진단도 나올 수 있다.

퇴비를 사용하지 않고 농사를 짓다보면 지력(地力)이 떨어져서 며칠 간격으로 살충제나 살균제를 살포해야 한다. 사정이 있어 며칠만 늦추어도 때로는 1년 동안 힘쓴 농사가 폐농하는 수도 있다. 그렇게 되는 것은 토양에 지력을 높여주는 성분이 없기 때문이다.

우리 몸에도 퇴비와 같은 영양소가 필요하다. 이러한 영양소가 우리 몸에 축적되어 있으면 감기는 말할 것도 없고 어떤 병에도 이길 수 있는 저항력을 갖는다. 이것이 면역이다.

필자는 면역학과 관계되는 몇 권의 책을 읽었지만, 토양 검사에 관한 원리만 나와 있지 토양에 퇴비를 넣어주어야 한다는 이론은 나와 있지 않았다.

우리 몸에도 퇴비를 넣어 주어야 한다는 이론을 정립하다보면 화분은 퇴비 중에서도 최고의 퇴비라는 생각을 하게 된다. 퇴비에는 미생물이 좋아하는 다양한 영양소들까지 들어있다. 식물의 성장에 필요한 미네랄은 16가지이지만, 이것 외에도 다양한 미네랄을 필요로 한다.

화분 속에는 우리 몸에 필요로 하는 모든 영양소가 다 들어있는 것은 식물의 생식세포이기 때문이다.

쌀에 있는 쌀눈에 영양분이 많다는 것은 다 아는 사실이다. 식물에서 영양소가 많은 부위는 뿌리, 줄기, 잎도 아니고 밀선(蜜腺)에 들어있는 화밀(벌에 의해 전환되었을 때 꿀이 됨)도 아니라

꽃 수술에 붙어 있는 꽃가루(화분)이다. 여기에는 생명체를 탄생시키는 영양소 이외에 우주의 에너지까지 갖고 있다.

현대의학으로 잘 고치지 못하는 만성 질환이나 특수 질환에 화분을 대량으로 상용하면서 청혈작용만 곁들여 주면 고질적인 병들도 잘 낫는다. 그러한 질환들이 간염, 우울증, 빈혈, 불면증, 두통, 경부임파선염, 기관지염, 신장질환, 과민성 대장염, 당뇨 등이 여기에 속한다.

직접적인 작용보다 간접적 작용이 더 크게 나타나는 질환이 류마티스 관절염, 강직성 척추염, 암, 결핵과 같은 병이다. 여기에는 2배의 양을 사용한다.

4. 면역은 이럴 때 나타난다

어제 있었던 일이다. 오후가 되면서 약간 춥다는 생각이 들어 집에다 소매가 긴 옷을 사무실에 갖다 달라고 부탁했다. 복부도 기분이 안 좋을 정도로 아팠고, 화장실도 몇 번 갔다 오기도 했다. 오늘만은 일찍 퇴근하고 싶었지만, 지방에서 찾아올 손님들이 있어서 빨리 퇴근할 수가 없었다.

쌍화탕과 프로폴리스를 먹고 퇴근하게 된 것은 6시가 되어서였다.

9시가 넘으니 몸이 춥고, 팔 다리가 몹시 아파왔다. 체온계로 재어보니 39.3℃였다. 체온계에 잘못이 있지 않나 해서 다시 재어보니 39.5℃로 올라가 있었다. 집 곁에 있는 종합병원 응급실로 갈까 하다가 몇 시간 기다려 본 뒤에 가기로 했다.

「프로킹골드」 2캅셀과 아스피린 2정을 먹고 잤다. 일어나는 것은 평상시대로 4시에 기상했다. 잠옷은 땀으로 흠뻑 젖어 있었지만 몸은 전과 같이 가뿐했고 어떤 이상도 느낄 수 없었다. 경북 영천에 있는 공장에 다녀올 일이 있어서 6시에 출발해 늦게 돌아왔지만, 몸에는 아무런 이상도 느낄 수 없었다.

고열에서 약 2알로써 나을 수 있었던 것을 토양에 비유하면 옥토와 같은 몸을 가졌기 때문이다. 옥토를 만들려고 하면 퇴비를 넣어 주어야 하듯이 우리 몸이 옥토와 같은 건강체가 되려고 하면 퇴비와 같은 영양소를 공급시켜 주어야 한다. 그래야 병해가 적고 농약과 같은 약을 사용하지 않고서도 수확량(120% 능률)을 높일 수 있다.

가정마다 1차식품을 선호하면 의대 갈 사람이 없을 것이다. 환자들이 없는데 의대를 지망하겠는가? 그 대신 대체의학이나 예방의학을 연구하는 의사들은 늘어날 것이다. 병원에 가는 것도 병이 발생해서 찾아가는 것이 아니고, 예방 차원에서 찾아가게 된다.

명의(名醫)는 엄밀히 말해서 병을 잘 고치는 의사에게 붙여야 할 명칭이 아니고, 면역력을 다른 의사들보다 더 높일 수 있는 의사에게 돌아갈 칭호이다. 그렇게 될 때 진정으로 병 없는 사회가 된다.

이 글을 쓰면서 남이 이해해 주지 않는 공상 같은 글을 쓴다는 생각이 든다. 그러나 이러한 꿈이나 공상을 갖는 사람들이 많을 때 항생제 남용 선진국이라는 오명도 씻을 수 있고, 종합병원 크게 짓는 경쟁도 점차 줄어들 수 있다.

5. 면역은 이러한 역할

수레에 짐을 실으면 자신의 체중 몇 배까지는 쉽게 끌 수 있다. 그러나 오르막에서는 뒤에서 밀어주는 사람이 없으면 올라가지 못한다.

현재 수많은 약들이 개발되어 있어서 세균이나 바이러스에 의해서 온 질병들은 쉽게 잘 낫는다. 그렇지만 자신의 세포막이 약해지면서 활성산소와 같은 유해물질에 의해 발병된 암, 류마티스 관절염, 당뇨, 간경화 같은 질병에는 너무나 약하다.

이러한 질병에도 많은 약이 개발되어 있지만, 확실한 치료제라고 할 수 있는 약은 아직 없다. 그렇다 보니 현대과학은 세포를 복제할 정도로 발달하였는데도 이런 병 하나 해결하지 못하는 모순점을 안고 있다.

수레가 오르막길에 올라갈 때는 뒤에는 밀어 주는 사람이 있어야 하듯이 밀어주는 사람을 영양학에 비유하면 면역을 높여주는 퇴비와 같은 복합영양물질이다. 이 물질의 보급없이는 만성질병은 고치기 어렵다.

작물(作物) 성장에는 질소질 비료도 필요하듯이 우리 몸에도 질소질이 16%나 함유하고 있는 동물성 단백질도 필요하다. 만성질환자에게는 이보다 더 필요한 영양소는 퇴비와 같은 영양물질이다.

퇴비와 같은 식품은 백미가 아니고 쌀의 눈이 100% 붙어 있는 현미식이다. 현미식을 하는 사람은 백미식을 하는 사람보다 면역에 있어서는 많은 차이가 있다.

필자가 21년간 고생하였던 류마티스 관절염에서 벗어난 것도 치료적인 물질을 사용해서 병이 나은 것이 아니고, 면역을 강화시키는 물질로 인해 나음을 받았다. (「건강으로 가는 길」 참조)

"류마티스 관절염도 변형만 되지 않았으면 고칠 수 있다"고 한 것도 세포막을 강화시켜 독소물질의 발생을 막아주는 「류마-21」과 면역기능을 높여주는 「바이오폴렌」을 중점적으로 사용했을 때 거기에서 나타난 결과가 높기 때문이다.

오늘 한 고객으로부터 반가운 전화를 받았다. 자기 딸이 류마티스 인자(RF) 수치가 서울대 병원에서 90 IU/mL로 나왔는데, 4개월째 사용했을 때는 50 IU/mL로 떨어졌다가 6개월째인 지금은 정상수치(1~20 IU/mL)인 5 IU/mL로 나와 활동에 불편을 못 느낄 정도로 좋아졌다고 했다. 이 전화를 받고 몇 시간 뒤에는 울산에 계시는 주부(이O순 : 울산시 남구 신정2동 산117-1 쌍용정유사택 3동 201호) 한 분이 찾아왔다. 류마티스 관절염으로 인한 통증 때문에 1년간 찜질방에서 살다시피 했다고 했다. 「류마-21」과 「바이오폴렌」을 사용한 지 4개월째는 무릎, 어깨, 발목의 관절 통증까지 완전히 없어져서 몇 년 동안 신지 못하던 구두까지 신게 되었다면서 남편과 같이 찾아 왔다.

이 책 출간 뒤에는 이런 사람들의 체험 사례집을 별도로 모아서 출간하려는 생각을 가지고 있다. 류마티스 관절염은 고치지 못하는 불치의 병으로 알고 있는 분들에게 류마티스 관절염은 불치의 병이 아님을 알려주고 희망을 갖게 하기 위해서이다.

6. 항생제 남용은 면역을 약화

후진국일수록 좋아하는 것 중에 하나가 약(藥)이다. 그 중에서도 항생제(抗生劑)를 더욱 좋아한다.

그러면 선진국의 기준은 어디에 두느냐 하는 것이 문제일 수 있다. 수도국 직원은 물의 소비량에 따라 선진국과 후진국으로 나눌 수 있다고 했고, 경제계에 종사하는 사람은 국민의 소득에 따라 구별의 척도가 되고, 교육계에 종사하는 사람은 그 나라의 문맹율을 보아서 알 수 있다고 했다.

필자는 자연의학을 연구하다보니 그 나라의 문화 수준은 약을 얼마나 선호하느냐에 따라 선진국과 후진국으로 구별한다. 약(藥)이나 항생제를 좋아하는 국민이 많으면 그 나라는 후진국이요, 약은 될 수 있는 한 적게 복용하려고 하는 국민이 많으면 그 나라는 선진국이다.

한국보건사회연구원이 99년도 6월에 발표한 자료에 의하면 "우리나라 국민 1천 명당 매일 밥먹듯이 항생제를 먹고 있는 사람이 33명이나 된다"고 했다. 경제협력개발기구(OECD) 회원국의 평균 일일사용 기준단위(DDD)가 21.3인 점을 감안하면 항생제 사용에 대한 기준은 위험 수위에 도달해 있다.

의료보험 진료환자에 대한 항생제 처방 비율이 외국에서는 22.7%인데 비해 우리나라에서는 58.9%이다. 이것은 환자 10명당 6명이 항생제를 사용하고 있다는 것이 된다.

세계보건기구(WHO)는 97년도 기준으로 서태평양지역 12개 국가에서 폐렴구균(폐렴, 뇌막염의 원인균)에 대한 페니실린 내성률을 조사한 결과 한국이 84%로 압도적인 수치로 1등을 했다. 2등 은메달 10개보다 1등인 금메달 1개를 더 좋아하고 1등은 무조건 좋아한다. 그러나 이런 1등은 부끄럽고도 수치스러운 1등이다. 폐렴환자 100명에게 페니실린을 사용했을 때 84명은 아무 효과가 없다는 것이다. 미국, 영국, 프랑스의 내성률은 12%에 불과하다.

임균(淋菌 : 임질의 원인균)에 대한 페니실린 내성은 91%, 우리나라 보다 못한 필리핀(95%)이 있어서 다행히 2등은 했지만, 일본의 내성률은 불과 4%이다.

우리나라가 어찌해서 항생제 남용국이 되었느냐 하는 것이다. "항생제 중에서도 마이신(mycin)이 인기가 있다보니 배가 아파도 마이신, 감기가 들어도 마이신, 심지어 머리가 아프

藥禍로 不具됐다

타박상에 이 藥 저 藥 사먹고 악성 피부병·失明까지

서른 金宰玩씨의 딱한 사연

부작용 증세… 감기약·해독제 복용
정확한 原因 못밝혀
病院費에 家産 탕진

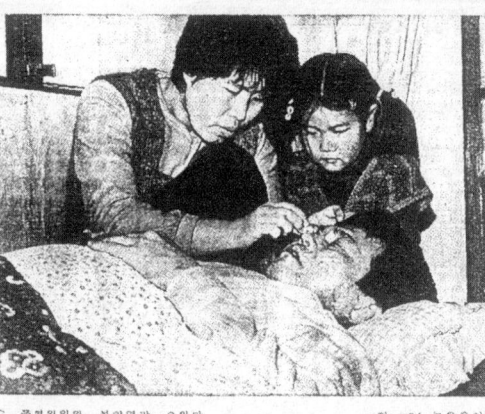

거나 신경통이 있어도 마이신을 찾는다"고 잘 알고 있는 약사 한 분은 개탄하기도 했다.

　병도 자신이 진단하고 처방도 자신이 내리다 보니 그 처방 속에는 항생제가 꼭 들어가기 마련이다. 그러한 약의 남용이 결국은 내성률을 높여놓았다. 꼭 사용해야 할 질병에 사용하려고 해도 이미 효과는 없다.

　어떤 항생제를 사용해도 듣지 않는 새로운 슈퍼세균이 발견되었다고 한다. 이렇게 되면 외과의사가 간단한 수술마저 꺼려하는 시기가 올 지도 모른다. 슈퍼세균에 감염된 상태이면 수술은 이미 실패한 수술이기 때문이다.

　일본인들은 약이나 항생제를 가능한 멀리 하다보니 전자계통의 치료기는 세계에서 제일 발달했고, 현대의학이 가장 발달한 미국에서도 약은 점차적으로 멀리하고 있다. 그래서 발달하는 분야가 대체의학이다. 한국에서는 아직 대체의학하면 생소한 분야가 되어 면역을 키워주는 데는 식품이 최고라고 하면, 식품이 어떤 그런 역할을 할 수 있느냐? 하고 반문하는 사람이 10명 가운데 7~8명이나 된다.

　약 중에서도 면역 기능을 제일 약화시키는 것이 항생제이다. 항생제를 많이 사용한 사람에게는 한두 가지 합병증이 꼭 따라다닌다. 그러나 이런 사람들이 화분을 같이 병행해서 사용하면 올 수 있는 합병증을 그만큼 줄일 수 있다. 이것은 너무나 분명한 사실이다.

7. 면역억제제

「염(炎)을 잡아야 류마티스(퇴행성) 관절염 낫는다」고 한 필자의 저서에서는 류마티스의 발병 원인은 토양이 나빠지면서 토양에 미량영양소의 결핍이 식물로 이어지고, 그것이 결국은 사람의 먹거리가 되는 것이 원인 중에 하나라고 했다.

식물을 보호하는 성분은 모두 식물의 껍질에 함유되어 있다. 이러한 것을 철저히 배제하고 먹다보니 우리의 세포막까지 약해져 있다. 거기에다 활성산소(유해산소), 젖산, 케톤체, 요산 같은 유해물질에 자극을 받게 되면 거기에서 발생한 유해물질이 집결되어 강한 힘으로 나타나 관절이나 근육에 염(炎)을 유발시키는 것이 류마티스의 발병 원인이라고 지적했다.

세포막을 강화시키는 것이 염(炎)을 잡을 수 있는 방법이고, 수분의 60~80%를 함유하고 있는 연골에 수분을 공급시키는 것이 연골을 재생시킬 수 있는 방법이 된다. 거기에다 피를 맑게 하여 주면 효과를 더욱 극대화 시킬 수 있다. 이 이론에 근거해서 만든 제품이 「류마-21」이다. 이것만 갖고 해결되는 것은 아니다. 미량영양소의 공급으로 세포를 활성화시키는 것이 면역을 높이는 것이 된다. 면역을 높이는 「바이오폴렌」을 일반 사용자들에 비해 두 배의 양을 사용한다. 그렇게 하였을 때 통증이 심한 사람도 4~6개월이면 진통제의 80%는 끊든지 줄이게 된다. 초등학생이나 청소년도 이 기간에 낫게 되는 확률도 70~80%가 된다.

21년간 류마티스 관절염을 앓았던 사람의 입장에서 볼 때 이것은 획기적인 제품이다. 20년간 많은 약들을 사용해보았지만, 어느 약이 내 병을 좋게 했다고 여겨지는 약이 없었다. 그렇다고 보면 이것은 대단한 것이다. 여기에는 필자가 만든 제품이 아니더라도 이 방법의 원리를 류마티스 환자에게 적용시키면 류마티스는 낫게 된다는 것이 필자의 지론이다.

　현대 의학에서는 류마티스의 발병 원인을 규명하지 못하고 있다. 그렇지만 대체적으로 내리는 결론은 우리 몸에 유익하던 물질이 어느 시기에 반역의 물질이 되어 그것이 공격의 물질로 변한 것이 류마티스 인자(Rheumatoid Factor)라고 한다. 그 수치가 1~20 IU/mL일 때가 정상이고, 그 이상일 때는 염증 수치를 양성으로 규명한다.

　만성병들은 모두가 그러하겠지만, 그 중에서도 류마티스는 특히 면역력을 강화시켜 주어야 한다. 그렇지 않고서는 류마티스는 고칠 수 없다.

　병원에서는 면역억제제를 사용하고 있는데 왜 면역을 강화시켜야 하느냐? 하면서 반문하는 사람들도 있다. 우리 몸에 친화적인 물질이 아니고, 공격의 물질이 있으면 그 물질을 찾아내어서 더 확대되지 않도록 억제시키는 것이 진정한 면역억제제이다. 효소나 단백질의 변형으로 병이 왔다고 하면 그것만을 억제시키는 물질이 나와야 한다.

　현재 사용하고 있는 억제제는 그렇지 않다. 항암제로 개발된 메토트렉세이트(Methotrexate)가 류마티스에 효과가 있어서 면역억제제로 이름을 붙여서 사용되고 있고, 피부 치료용으로 개발되었던 부신피질 호르몬이 류마티스의 통증을 억제시켜 주다보니 이것 역시 면역억제제에 속한다.

면역억제제는 어느 약들보다 부작용이 없어야 한다. 이것이 진정한 면역억제제이다. 그러나 이러한 약들은 모두 부작용이 따른다.

면역체계에 이상이 생겨 발병한 것이 류마티스라고 정의를 내렸기 때문에 류마티스에 사용하는 모든 약은 면역억제제라고 생각하면 된다.

8. 반역의 물질은 있는 것일까

건강한 세포가 암세포로 변할 때는 하루아침에 변하는 것이 아니다. 오랜 시일을 두고 활성산소와 같은 유해물질이 나쁜 환경에 적응하지 못할 때는 이 사실을 주위 세포들에게 알리는 신호를 보내 도움 받기를 원한다. 다행히 주위의 세포로부터 많은 도움을 받게 되면 쉽게 이겨 낼 수도 있지만, 그것이 역부족일 때는 암세포와 같은 나쁜 세포가 된다. 좋은 환경에서 쿠데타 같은 반역의 물질이 우리 몸에 생겨서 발병케 하는 것은 결코 아니다. 암세포가 1cm 성장하는 데는 보통 7~8년이 소요된다고 한다.

60~70년도만 해도 관절염이 없었는데 80년도 중반부터 급격히 많아진 원인에 대해서 어떻게 설명할 것인가?

생물학에서 배웠던 것이 오류가 아닐까하고 때로는 생각할 때가 있다. 심장은 자신의 주먹 크기 정도이다. 이 중에서 4분의 1인 좌심실에서 내는 박동의 힘에 의해 58만개의 모세혈관에 피를 골고루 보낸다. 그것도 한바퀴 도는 데는 22초밖에 소요되지 않는다.

물을 몇 미터 쏘아 올리는 데도 강한 압력이 필요하다. 피는 물보다 5배나 더 진하다. 이러한 피를 전체 회전시키려고 하면 강력한 압력이 필요할 것인데 달걀보다 작은 좌심실에서 그런 힘을 낸다는 것은 도저히 믿겨지지 않는다. 좌심실에서 낼 수 있는 힘은 기껏해야 450g 밖에 되지 않는다고 한다. 이탈리아의 물리학자 알폰소 볼레리의 계산에 의하면 그러한 힘을 내려고 하면 81톤(t)의 압력이 필요하다고 했다.

펌프로 물을 퍼 올릴 때 보면 잡아당기는 쪽의 호스(Hose)는 철사나 실 같은 것을 넣어서 아주 견고하게 만들어져 있다. 그러나 나가는 쪽은 0.1㎜ 비닐두께의 호스로도 가능하다. 즉 흡입 쪽의 호스는 견고하지만 출구 쪽의 호스는 약하다.

심장에서 나가는 동맥의 혈관은 굵고 견고하지만, 심장으로 들어가는 정맥은 약하다. 이것만 보아도 혈액순환은 심장의 박동하는 힘에 의해 순환된다는 것은 잘못된 학설임을 입증할 수 있다. 그러나 학설이라는 것은 한번 굳혀졌으면 그것을 변경시키는 데는 많은 어려움이 따른다. 그렇게 배운 제자가 수백 수천이 되기 때문이다.

④ 최고의 약 최고의 식품

1. 화분은 영양의 보고

 인간은 60조의 세포로 이루어졌고, 세포 속에는 유전성질을 결정하는 DNA(디옥시리보핵산)를 가지고 있다. DNA의 설계에 의해 피부의 색깔이나 머리카락의 색깔도 달라지고, 유전병도 DNA의 이상에서 생겨난다. 과학이 발달하면 유전병을 일으키는 인자를 찾아내어 제거하는 날도 있을 것으로 여긴다.
 생명체는 단백질에 의해 조립되어졌고, 조립과정의 설계는 DNA에 의해 이루어진다. 설계대로 이루어지도록 전달 역할을 하는 것이 RNA(리보핵산)이다. 세포 하나하나가 DNA와 RNA를 갖고 있다.
 화분의 생식세포에도 이러한 형질을 가지고 있어서 인체에 필요로 하는 5대 영양소는 모두 갖고 있다. 꽃에 따라 다소 차이는 있지만 주종을 이루는 것이 단백질로 29%~35%이고, 다음이 탄수화물 30%, 지방 3~14.4%, 섬유질 5.4%, 미네랄 3.2% 등으로 구성되어 있다.
 화분 속에 들어있는 미네랄은 칼슘, 칼륨, 마그네슘, 나트륨, 규소, 염소, 황, 인, 구리, 철, 망간 등으로 구성되어 있지만, 이 중에서도 동과 칼륨이 많이 들어있다. 다양한 미네랄이 많이 들어있기 때문에 두통, 빈혈, 우울증 등이 잘 낫고 암, 당뇨, 류마티스 같은 고질병에 좋은 효과가 있는 것도 이 때문이다.

비타민도 더 많은 종류가 검출되는 과정에 있지만, 지금까지 밝혀진 것은 A, B_1, B_2, B_6, B_{12}, C, D, E, 니코틴산, 판토텐산, 이노시톨, 비오틴 등이다. 수용성과 지용성 비타민에 이르기까지 다양하게 들어있다. 비타민C는 자연물질이 갖고 있는 어떤 식품보다 더 많은 양을 함유하고 있다.

2. 화분은 최고의 약, 최고의 식품

오늘 어머니(박○인 : 부산광역시 진구 부암1동 52번지)를 따라서 온 어린이는 8세라고 했지만, 믿어지지 않을 정도로 약하고 키도 작았다. 금년 초등학교에 입학할 나이였지만, 가방을 멜 힘도 없어서 보내지 않겠다고 했고, 내년에도 보낼 수 있게 될 지 모르겠다고 한다.

부모는 자기 자식들이 모두 똑똑하고 천재같이 보여서 영재교육이나 조기교육을 선호하고 있어서 한 해라도 빨리 입학시키려 한다. 그런데 이 어린이는 한 해 늦게 보내려고 했다. 그렇다면 그 허약함을 능히 짐작할 수 있을 것이다.

8세의 표준 키가 얼마인지는 선뜻 알 수 없지만, 보통 어린이에 비해 15cm 정도는 작아 보였다. 체중은 15kg으로 8세이면 성인 체중의 3분의 1인 20kg 이상은 되어야 하는데 5분의 1밖에 되지 않는다. 이 체중은 3~4세의 몸무게이다.

 이러한 어린이들은 10명이면 10명 모두가 경부 임파선염을 갖고 있다. 귀 밑을 만져보니 예상했던 대로 양쪽에 땅콩 굵기의 임파선염이 있었다. 임피선염이 있는 어린이 치고 살찌는 어린이는 없다.

 이 어린이는 TV에서나 볼 수 있는 북한 어린이의 모습과 비슷했다. 북한 어린이는 먹지 못해 영양실조에 의해 앙상해 있지만, 이 어린이는 섭취한 영양소를 임파선염이라는 약탈자에게 모두 빼앗겨 이와 같이 된 것이다.

 "내년에 입학이 가능할까요?" 하고 묻는다.

 "내년에는 학교에 보낼 수 있습니다. 그러나 목의 임파선염이 없어져야 살이 찌고 키도 커질 수 있습니다."

 "그것이 가능할까요? 그렇지 않아도 녹용(鹿茸)을 좀 먹이려고 했습니다."

 "임파선염에는 녹용보다 더 좋은 것이 화분입니다. 녹용을 아들의 몸무게 정도 먹여도 임파선염을 없앨 수는 없습니다."

 "화분이 그렇게 좋습니까?"

 "화분이 임파선염에는 신기할 정도로 잘 낫습니다. 그렇지만 6개월 정도 사용해야 낫게 됩니다."

 "이 어린이 같이 약했던 애가 우리 집 큰 애(대학생)입니다. 그 애가 생후 40일부터 병치레를 계속해서 4살 이전의 사진이 없습니다. 유명한 병들은 다 골라서 했습니다. 폐렴, 백일해, 투베르쿨린(Tuberculin) 부작용, 목에서 소리나는 병, 경부 임파선염까지 있었습니다." 4살 때 사진이 「건강으로 가는 길」 128쪽에 나와 있어서 보여주었더니 눈이 크고 여윈 것이 자기 집 아이와 비슷하다고 했다.

 우리 집 아이는 목에 있었던 임파선염이 없어지자 건강하게 되었다. 식물의 생식세포인 화분이 몸에 다소 좋을 것으로 여기고 먹였던 것이다. 화분이 임파선염까지 없앨 줄은 상상도 못했던 일이다. 그 이후 마을에 임파선염이 있었던 2명의 어린이에게 먹였는데 모두 동일한 효과가 있었고, 작년에도 이 아이와 비슷한 어린이가 찾아 왔는데 그 아이도 같은 효과가 있었다.

 경부 임파선염의 치료제는 결핵에 사용하는 약들과 동일하다. 만일 그 약을 6개월 이상 사용하게 되었다면 지금 가지고 있는 적은 면역력까지 없어졌을 것이고 체중도 더 줄었을 것이다. 거기에다 1~2가지의 병도 더 얻었을 것이다. 만일 이 어린이에게 경부 임파선염 이외에 빈혈이나 정신적인 산만한 증세까지 있어도 같이 낫게 된다.

 어린이 허약체질에는 화분이 최고의 약이요, 최고의 식품이다. 부작용 없이 면역을 키워 병을 잘 낫게 하니 최고의 약이고, 인체가 필요로 하는 모든 영양소를 다 갖고 있으니 최고의 식품이다.

 소아과 의사들 가운데는 어린이 허약체질에 화분이 좋다는 것을 알고 있는 분들이 있다. 자식이 아주 허약해서 병원에 데리고 갔더니 화분을 먹여보라는 의사의 권유가 있어서 찾아온 한 사람이 3명이 있었다. 이들은 각각 다른 지역의 사람들이었다.

의사들 가운데 화분의 성분을 알게 된다면 환자들에게 권할 사람도 많을 것으로 안다.

3. 화분은 상약(上藥) 중에 상약

화분은 벌과 유충(幼蟲)의 먹이이고, 로얄제리의 원료이기 때문에 완전식품이다. 그러나 이 화분도 제약회사에 들어가서 제조되어 나왔을 때는 엄연히 약이 된다.

90년도 초까지 건강보조식품으로 허가가 나오지 않았을 때는 제약회사에서 약으로만 개발되어 나왔다. 지금도 화분으로 만든 약이 나오지만 화분으로 만든 약이면 평생 먹어도 괜찮은 약이다. 이 약(완전식품)은 상약 중에도 상약이다.

화분 껍질 속에 들어있는 영양분만 추출하여 화장품을 만든다면 여성들에게 인기 있는 태반화장품과도 쌍벽을 이루지 않을까 하는 생각이다. 그러나 껍질 속의 영양분만 추출하는 것은 고도의 기술을 요하는 것이어서 국내의 기술로는 가능할지 의문이다.

중국 최고의 본초학이라고 할 수 있는 신농본초경(神農本草經)에는 약을 상약(上藥), 중약(中藥), 하약(下藥)으로 구분하고

상약	식물성	인삼, 천문동, 창출, 지황, 감초, 맥분동, 방기, 황련, 방풍, 결명자, 오미자, 사상자, 지부자, 인진고, 사삼, 구갈, 복령, 두충, 여정실, 대추 등
	동물성	용골(龍骨), 사향(麝香), 웅담(熊膽), 봉자(峰子), 밀랍(蜜臘) 등
	광물성	단사(丹砂), 운모(雲母), 활석(滑石), 석영(石英), 자석영(紫石英) 등
중약	식물성	갈근, 건강, 고삼, 시호, 당귀, 작약, 지모, 패모, 백지, 황령, 영실, 옥단, 오수유, 상근피, 후옥, 산수유, 저령, 용안, 오가피, 도인, 행인, 마황 등
	동물성	녹용(鹿茸), 영양각(怜羊角), 우황(牛黃)
	광물성	유황(硫黃), 수은(水銀), 석고(石膏), 이석(理石) 등
하약	식물성	부자, 초오, 천웅(3종류는 새머리 모양의 딱딱한 뿌리로서 맹독을 가지고 있지만, 진통, 간장의 비약(秘藥)으로서 의약품으로 이용되고 있다.) 반하, 대황, 길경, 상육, 하고초, 피두, 석남 등 상약과 중약의 생약에 적정량을 배합하였을 때는 오히려 효력을 높일 수 있어서 사용하고 있다.
	동물성	거머리, 게, 두꺼비, 지렁이, 반모 등
	광물성	철분, 철, 연단(鉛丹), 분석(紛錫), 화염(火焰), 석회(石灰), 백반(百礬) 등

있다. 기록 연대는 2~3세기이고 책의 저술은 한 사람에 의해 쓰여진 것이 아니고, 도(道)를 통한 몇 사람에 의해 만들어졌다고 해서 책의 첫 글자에 신(神)자가 먼저 들어가 있다.

여기에 수록된 365종류 중에서 상약이 120종, 중약이 120종, 하약이 125종으로 분류되어 있다. 상약은 독성이 없어서 생명을 연장시켜 주고, 많이 사용하거나 오래도록 먹어도 인체에는 해가 없고, 몸을 가볍게 하고, 불로장수(不老長壽)케 하는 생약(生藥)이라 했다.

중약 120종은 생약을 도우면서 건강을 유지하도록 하지만, 여기에는 무독(無毒)과 유독(有毒)의 성질을 갖고 있어서 그 사람의 체질을 잘 알고 사용할 때는 건강에 유익한 약이 되지만, 임의로 장기간 복용할 때는 도리어 유독한 약이 될 수 있는 약들이다.

하약 125종은 지병에 주로 사용하는 약재이지만, 유독한 것이 많아 장기간으로는 사용할 수 없는 약들이다. 병의 치료를 위해 사용해야 할 때는 단기간만 사용할 수 있는 것이고, 몸에 병이 없으면 아예 쓰지 말아야 할 약들이다.

4. 활성산소와 화분

근래에 와서 대두되고 있는 활성산소가 몸에 해롭다는 것은 다 알고 있지만, 이것이 적당히 있으면 도리어 몸에 유익하다는 사실은 잘 모르고 있다.

세균과 바이러스는 공기나 음식물 또는 피부의 접촉에 의해 우리 몸에 침입한다. 이때 방해물질만 없으면 무한히 확산될 수 있다. 그러면 면역이라는 저항물질이 방어망을 구축해 놓고 유해물질인 활성산소가 주위의 장애물이 되어 있으므로 세균의 확산을 어렵게 만든다. 암세포 역시 조건만 좋으면 무한정으로 뻗어 갈 수 있지만, 활성산소라는 방해물질이 있으면 확산을 다소 억제시킨다.

활성산소가 정상치보다 높으면 T임파구와 B임파구의 면역력이 떨어져서 세균이나 바이러스를 공격할 수 있는 백혈구마저 힘을 잃게 된다. 그러면 세균이나 암세포는 더욱 좋은 조건을 갖게 된다. 운동선수들이 일반인들보다 단명하는 것은 산소의 소모량이 많은 대신에 유해산소를 그만큼 더 만들어내기 때문이다.

활성산소란 어떤 것인가? 흡입된 산소가 열량물질을 에너지화시킬 때 촉매역할을 해서 탄산가스와 물(H_2O)로 배출시킨다. 이 과정에서 과산화수소(H_2O_2)같은 유해물질을 발생시키는 것이 활성산소(유해산소)이다. 우리가 흡입한 산소 가운데는 3% 정도의 유해산소가 발생한다. 3%는 아무 것도 아닌 것 같지만 이것은 아주 높은 수치다.

우리 몸에는 60조의 세포가 있다. 이 세포를 대기업이 안고 있는 부채라고 생각하면 60조의 빚이 된다. 연 3%의 이자라 해도 1조 8천억이라는 돈이 나간다. 은행이자 가운데 3%까지 싼 이자는 없겠지만 연 1조 8천억 원의 이자를 주고도 살아남을 기업이 있다면 국내 기업 가운데 몇 개나 있을까? 대기업들은 부채에 시달리고 우리 몸은 활성산소에 시달리고 있다. 활성산소는 약한 세포막을 향해 계속 공격하고 있다. 세포막이 단단하면 수많은 공격에도 난공불락의 성(城) 같이 끄떡없이 견딜 수 있겠지만, 세포막이 약하면 세포의 발전소라고 할 수 있는 미토콘드리아(Mitochondria)까지 손상을 입게 된다. 그렇게 되었을 때 여기에서 발생되는 유해물질은 자가면역을 약화시키는 계기가 되어 암, 류마티스 관절염, 아토피성 피부염, 심지어 희귀병인 베제트씨병까지도 발생시킨다.

인체는 언제나 상대적인 물질을 가지고 있다. 해를 주는 물질이 있으면 그것을 막아주는 물질 또한 있다. 활성산소가 우리 몸에 있으면 구석구석까지 찾아다니며 제거시키려고 노력하는 물질이 SOD(Super Oxide Dismutase)라고 하는 효소물질이다. 이것을 도와주는 항산화물질로는 비타민 A·C·E·B1·B2·B6가 있고, 무기질에는 셀레늄(Se)이 있다.

활성산소를 제거시키는 효소에는 과산화수소를 분해시키는 카탈라아제(Catalase)가 있다. 그 외에 청혈작용을 하는 플라보노이드(Flavonoid) 성분은 프로폴리스(Propolis)에 많이 함유되어 있다.

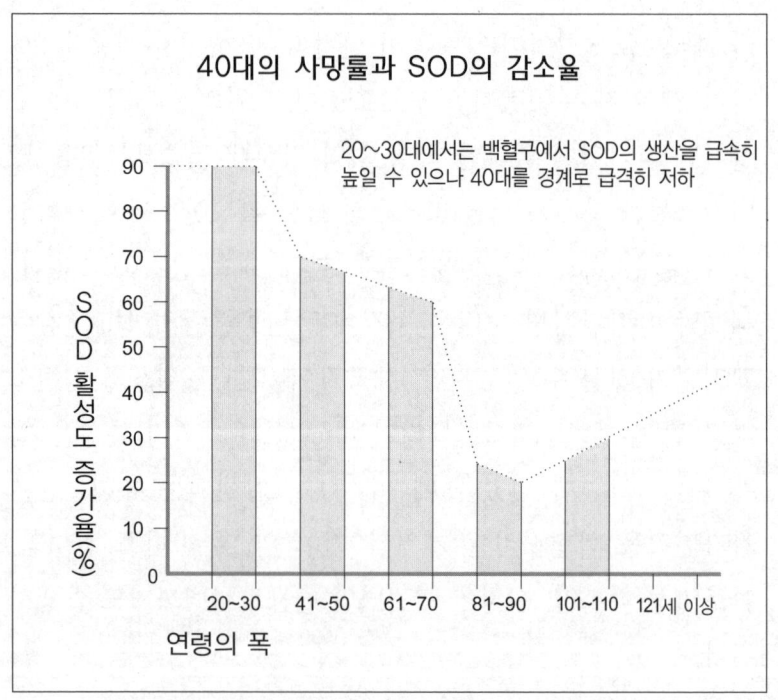

체내의 활성도를 보면 20~30대의 젊은 나이에는 필요할 때마다 필요로 하는 SOD를 생산해서 백혈구에 급속히 전달시킨다. 그러나 40대만 넘어서면 SOD의 생산 활성도는 급격히 저하된다. 우리 주위에서 40~50대 중에 사망율이 높은 것도 이와 무관하지 않다.

활성산소를 억제시킬 수 있는 것은 모두 면역을 강화시켜 주는 물질들이다. 화분에는 어느 한 가지의 성분이 많아서 그것이 항산화작용에 기여한다고 꼬집어 말할 수는 없다. 그러나 세 사람이 모인 곳에는 스승이 있다는 말과 같이 화분 속에는 다양한 영양소들을 함유하고 있다. 활성산소의 발생을 억제시킬 수 있는 자연 물질 가운에 유독 돋보이는 것이 화분이다.

5. 꽃가루(화분)병

꽃가루가 몸에 좋다고 하면 거부반응부터 먼저 일으키는 사람들이 많다. 이것은 꽃가루가 몸에 닿거나 먹기만 해도 알레르기를 일으키는 것으로 알고 있기 때문이다. 그리고 꽃가루(화분)병으로 고생하는 사람을 보면 꽃가루 알레르기는 고치기 어려운 병이고, 그 고통 역시 심하다는 것을 잘 알고 있다.

꽃가루 알레르기는 영국의 보스톡(Bostock)에 의해 1819년에 발견되었다. 처음 발견은 오리새풀 등의 목초를 벨 때 흩어져 날아가는 꽃가루가 인체에 해를 준다 해서 고초병(枯草病)이라 했다.

꽃가루 알레르기는 먹어서 발병되는 것이 아니고, 몸에 문지르거나 공기 중에 날아다니던 꽃가루가 코의 점막과 기관지를 통해 발병한다는 사실도 늦게서야 알게 되었다.

미국 내륙지역에서는 가을에 천식으로 고생하는 사람들이 많다. 그 원인은 돼지풀의 꽃가루를 흡입하므로 발병케 된다. 미국에서는 꽃가루병으로 고생하는 사람들이 많다보니 감기나 가벼운 천식과도 같은 일반 병으로 취급하고 있다. 그러나 공기 중에 유달리 꽃가루 양이 많을 때는 방송을 통해 주의를 환기시키고 있다.

한 대학생이 알레르기가 있다면서 찾아왔는데 잠시 앉아있는 사이에도 기침을 연거푸 하고 그때마다 얼굴색은 홍당무같이 붉어지고 숨결이 가빴다. 그때 알약 2알을 먹고 나니까 잠시 후 멎었지만, 약은 상비약으로 언제나 갖고 다닌다고 한다.

발병 시기는 삼나무 꽃가루가 피기 시작하는 3월 초에 시작하여 5월 말까지이고, 가을에도 한 차례 시작하지만 봄같이 심하지는 않다고 했다.

꽃가루병은 면역기능이 약해지면서 오는 병이므로 「바이오폴렌」과 「프로킹골드」를 먹도록 했다. 우리 속담에 이열치열(以熱治熱)이라는 말이 있듯이 꽃가루병 치료에는 꽃가루가 최고의 치료약이 될 수 있다. 「바이오폴렌」과 「프로킹골드」를 몇 개월 사용하고서 그 다음 해에는 그런 증세가 없어졌다.

꽃가루병의 원인은 꽃가루 알레르기에 의해서 오는 것이지만, 결과는 면역기능이 약해진 데서 오게 된다. 알레르기라는 말이 우리에게 익숙하게 된 것은 80년도 초부터이고, 그 이전에는 생소한 용어였다.

지금 시골에 나이가 많은 분들 가운데는 오는 전화는 받을 수 있어도 걸지 못하는 분들이 간혹 있다. 그런 분들도 알레르기하면 몸이 가렵거나 재채기를 많이 하는 병으로 알고 있다. 이 병이 도시에만 있는 것이 아니고, 지금은 시골에도 많아졌기 때문이다.

우리의 토양이 건강하고 껍질 채 음식을 먹었을 때는 꽃가루병이나 알레르기 같은 병이 없었다. 그러나 우리의 음식문화가 정백음식문화로 바뀌어지고, 주위에 공해물질이 많아지고, 인스턴트식품을 선호하고부터 알레르기도 우리와 친숙한 병이 되었다.

6. 완전 무공해 식품

화분(꽃가루)은 무공해식품 중에서도 '완전'이라는 글자를 앞에 붙일 수 있는 무공해식품이다.

유기농법으로 재배한 농산물은 무조건 무공해식품이라고 하지만, 엄밀히 말해서 농약, 화학비료, 제초제까지 사용하지 않고 생산된 식품이 무공해 식품이다. 이러한 무공해 식품은 우리 주위에서 찾아보기 어렵다. 3무(三無:무농약, 무비료, 무제초제)의 농사법에 의해 농사를 지었다 해도 유기질 퇴비가 들어가지 않았으면 이미 산성토양이 되어 있고, 수차례 제초 제를 사용한 경작지라면 토양 1g 속에 1억 마리 이상 있어야 할 미생물의 수치도 떨어져 있다. 이러한 경작지에서 생산된 농산물이 완전 무공해식품이라고는 할 수 없다.

화분을 두고 완전 무공해식품이라고 할 수 있는 것은 경작 지에서 생산된 화분이 아니기 때문이다. 경작지에서 생산된 유채, 옥수수, 벼, 도라지에서 채취한 화분이면 이는 완전 무 공해식품은 아니다. 이미 그 토양은 병들대로 병들어 있는 토양이다.

완전 무공해식품은 농약이나 환경오염까지 없는 토양이어 야 하고, 유기질 함량의 수치가 3% 이상은 되어야 한다. 그 러한 토양은 국도에서 멀리 떨어진 깊은 산이다. 지금 우리 의 산들은 낙엽이 그대로 누적되어 있어 산지 토양은 말 그 대로 옥토이다.

국내에서 생산되는 화분 가운데 도토리, 찔레, 개다래, 붉 나무, 광대싸리 등은 모두 깊은 산에서 채취한 화분들이다.

벌들은 멀리까지 날아가므로 여러 꽃에서 채취하다보면 오 염된 화분도 있을 것으로 생각하지만, 오염된 화분을 갖고 오면 벌이 먼저 희생물의 대상이 된다.

농약의 오염으로 죽어가는 벌이 보이면 양봉가는 벌 이동 하기에 바쁘다. 벌통 앞에서 죽은 벌이 보이면 보이지 않는 곳에서 죽는 벌이 더 많기 때문에 벌통 이동이 급선무이다.

　벌이 가지고 온 화분에도 오염물질이 많다고 주장하는 사람들은 대개가 외국서적을 보고 그대로 베껴서 말하는 사람들이다. 봉산물(蜂産物)에 관해서 글을 쓴 일본인들 가운데는 벌의 생태에 대해서는 잘 모르면서 건강지식만으로 봉산물에 대해서도 글을 쓴 분들이 많다. 벌에 대해서는 그분들의 말은 믿지 않아도 필자의 말은 믿어 주어야 한다. 필자는 20년간 벌로 밥을 먹었던 사람이고, 지금도 봉산물로 인해 밥을 먹고 있다. 벌에서 생산된 화분, 프로폴리스를 연구한 지도 벌써 25년이 되었다.

7. 채소, 과일이 뼈를 튼튼하게 한다

　우리 조상들은 뼈에 좋다고 하는 우유 한 컵도 마셔보지 못했고, 칼슘이 많다는 멸치도 제대로 먹지 못했다. 먹었다면 덜 도정된 곡류에 된장과 채소가 전부였다. 된장도 지금과 같이 맛이나 영양있는 된장이 아니고, 두 숟갈의 된장이면 밥 한 그릇을 먹게끔 짜게 만든 된장이었다. 그럴 수밖에 없었던 것은 이 당시는 쌀도 귀했지만, 쌀보다 더 귀한 것이 콩이었다. 그런데도 뼈들은 강해 여간 넘어져도 골절되는 일이 없었다. 그러나 지금은 심하게 넘어졌다 하면 대퇴관절에까지 골절이 온다. 이것은 뼈가 약해져 있다는 증거이고, 골다공증환자가 그만큼 많아졌다는 것을 의미한다. 70년도 이전만 하여도 골다공증환자는 60세 이상의 사람에게나 오는 것으로 생각했던 병인데, 지금은 30대 젊은이에게도 골다공증이 있다. 이러한 원인은 식물의 껍질을 알뜰히 버리고 먹는데 그 원인이 있다.

우사(牛舍) 안에서 키우는 소는 칼슘이 들어있는 사료를 먹여도 뼈가 약해지지만, 방사시켜서 사육하는 소는 풀만 뜯어 먹어도 뼈는 약해지지 않는다.

체육 전문가들은 소가 운동을 하기 때문에 뼈가 강하다고 할 것이다. 그것도 한 원인이 된다. 그러나 배합사료를 먹인 소들에게 그만한 운동을 시킨다면 뼈는 더 나빠진다. 뼈가 강한 원인은 풀을 영양 파손 없이 그대로 먹어준 데 있다. 이러한 이론을 전개할 수 있는 것도 필자가 농촌에서 얻은 경험, 영양학과 생리학에서 얻은 지식을 결부시켜서 얻어낸 것이다.

오늘 건강신문에서 반가운 글을 접했다. 채소와 과일의 껍질이 뼈를 강화시킨다는 내용이었는데 칼륨(K)과 마그네슘(Mg)이 그 역할을 한다고 했다.

미국 터프스의대 캐서린 터너 박사팀은 69~97세의 고령자 628명을 조사한 결과 과일과 채소를 충분히 섭취한 이들의 뼈 강도의 밀도는 그렇지 않은 사람들보다 훨씬 높게 나타났다고 했다. 비타민D와 칼슘이 노년기 뼈 강화에 필수적 성분이라는 연구는 많았으나 채소나 과일에서 이런 결과가 밝혀진 것은 이번이 처음이다.

터너 박사팀은 노인들의 엉덩이뼈, 팔뼈의 밀도를 측정하고 4년 뒤에 그 부위의 미네랄 밀도를 다시 측정하는 방법으로 조사했다. 그 결과 칼륨 섭취량이 많은 남성들은 섭취량이 적은 쪽보다 미네랄의 밀도가 높게 나타났다. 또 마그네슘 섭취량이 많은 쪽이 그렇지 않은 쪽보다 미네랄의 밀도가 높게 조사됐다.

미국 하버드의대 더글러스 카일 박사는 "정확한 원인은 밝혀지지 않았지만, 칼륨과 마그네슘이 골세포에 직접 작용하거나 아니면 몸의 산·알칼리 균형을 유지시켜 주는데 있다"고 했다.

터너 박사는 "뼈의 미네랄 밀도는 갑자기 변하지 않으므로 평소 채소와 과일을 꾸준히 먹는 습관을 유지시키는 것이 뼈를 강화시키는 방법이다"라고 했다.

칼륨이 많이 든 식품은 화분, 감자, 옥수수, 케일, 오이껍질 등에 많고, 마그네슘은 도정되지 않은 곡류, 콩, 채소류에 많이 함유되어 있다.

양봉가들 사이에 화분을 장복하면 뼈가 강해진다는 말이 있다. 화분 속에는 칼륨, 마그네슘 이외에도 다른 미네랄 성분이 많이 들어있기 때문이다. 이를 터너 박사의 연구가 뒷받침해 주었다.

5 여러 질환에 좋은 화분

1. 산성체질을 개선

체질을 개선시킨다는 것은 세포를 개선시키거나 혈액이 산성화된 것을 바꾸어 주는 것은 아니다. 근육을 둘러싸고 있는 체액이 산성화되어 있는 것을 우리 몸에 좋은 약알칼리(pH7.2~7.4)로 만들어 주는 것을 뜻한다.

체액이 산성화되면 면역기능이 떨어진다. 면역기능이 떨어졌다는 것은 임파구의 활동이 둔화되어 있다는 뜻이다. 임파구에는 B임파구와 T임파구가 있다. B임파구에서는 특수 단백질을 생산해낸다. 이 단백질의 이름을 γ-글로불린 또는 항체라고 한다. 항체가 없다는 것은 B임파구가 없다는 것이다.

저항력에 있어서 가장 중요한 역할을 하는 임파구가 T임파구이다. T임파구는 임파액의 물질을 생산해서 암세포를 죽이는 역할도 한다. 류마티스 관절염이나 퇴행성 관절염도 세포막이 약해지면서 발생되는 것인데, 이것도 결국은 T임파구가 약해지는데 원인이 있다.

리트머스 페이퍼(litmus paper)에 침을 묻히면 산성체질인 사람은 종이색 그대로 모두 노랗게 나오지만, 약알칼리성 체질은 연한 푸른색으로 변한다.

침을 묻히기 전에 노랗게 나오면 산성체질이지만, 푸르게 나오면 좋은 체질인 약알칼리성체질이라고 일러준다. 그리고 나서 노랗게 나오면 10명이면 10명 모두가 기분 나빠한다. 이런 분들에게「바이오폴렌」1봉지를 먹이고, 잠시 뒤에 검사하면 진한 파랑색으로 나온다.「바이오폴렌」이 강한 알칼리성 식품이기 때문이다.

　음식물에 따라 달라질 수 있으므로 너무 염려 마시고, 알칼리성 식품인 칼슘, 칼륨, 마그네슘 등이 많이 든 식품을 사용해주면 산성체질은 바뀌어질 수 있다고 말해주면 굳었던 얼굴이 금세 펴진다. 이것은 누구나 건강에 대해서는 민감하다는 사실을 느끼게 한다.

　화분 속에는 토양이 가지고 있는 성분과 인간이 필요로 하는 모든 성분까지 다 가지고 있다. 그 중에서도 열량식품 이외의 성분 중에서 제일 많이 함유하고 있는 것이 칼륨(K)이다.

산성 식품과 알칼리성 식품

	주성분으로 분류한 식품의 종류	
산 성 식 품	인(P)이 많은 곡류	: 쌀·밀·옥수수·송이버섯
	〃 　　 생선류	: 고등어·조기·꽁치·잉어
	황(S)이 많은 육류	: 닭고기·쇠고기·돼지고기·달걀노른자
	곡류로 만든 과자류	: 비스킷·빵
	곡류로 만든 술	: 청주·탁주
알 칼 리 성 식　　 품	칼슘이 많은 식품	: 미역·멸치·우유·시금치
	칼륨이 많은 식품	: 오이·당근·고추·채소류·홍차·커피·차 종류
	유기산이 많은 과실류	: 오렌지·매실·사과·포도
	과실로 만든 술	: 포도주·사과주

2. 당뇨는 산성체질에서

건강서적마다 다소 차이는 있지만 질병의 80~90%가 산성체질에서 온다는 것을 밝히고 있다.

우리 몸의 체액은 약알칼리성인 pH7.2~7.4일 때 가장 좋다. 체액이 산성화되면 혈액 속에는 젖산, 요산, 케톤체, 탄산 같은 유해물질들을 함유하므로 혈이 탁해진다. 혈이 탁해지면 혈액순환이 잘 되지 않는다. 그래서 성경은 "피는 생명이다(레위기 17:11)"라고 했다. 피의 혼탁은 남을 미워하거나 증오심을 갖는 데에서도 오지만, 주원인은 음식물에 있다. 산성물질이 많은 정백식과 육류를 많이 하게 되면 피는 자연히 탁해진다.

미량영양소가 없어진 흰쌀, 흰밀가루에는 인(P) 성분이 많다. 이것이 체내에 들어갔을 때는 인산으로 변화되고, 결국은 피로물질인 젖산을 만든다. 육류에는 황(S) 성분이 많다. 이것 역시 체내에서는 황산으로 변화되어 산성체질을 만든다. 평소에 산성식품을 많이 섭취해도 알칼리식품인 칼슘(뼈에 많음), 칼륨(화분과 식물의 껍질에 많음), 마그네슘(채소에 많음)이 들

정상인과 당뇨병 환자의 혈당치(식후)의 시간변화

경과시간 / 구별	정 상 인	당뇨병환자
공 복 시	100mg/dl 이하	130mg/dl 이상
식 후 1 시 간	130mg/dl 이하	160mg/dl 이상
식 후 2 시 간	100mg/dl 이하	130mg/dl 이상

어있는 것을 같이 섭취해주면 중화작용에 의해 산성체질은 되지 않는다.

평소 화분을 장복하면 산성체액을 바꾸어주는 것도 이 때문이다. 산성체액에서 약알칼리성으로 바뀌어지면 몸이 가벼워지고, 피로도 적어진다. 무슨 병이든 피로가 축적된 상태에서는 어떤 약을 사용해도 약의 효과는 잘 나타나지 않는다.

화분이 당뇨에 좋은 것은 틀림없지만, 이것 한 가지로 당뇨가 치유되기는 어렵다. 그러나 여기에 청혈작용을 하는 프로폴리스(Propolis), 정력과 기력을 높여주는 「스템-원」을 겸해서 사용하면 당뇨병에 뛰어난 효력을 나타낸다. 이 방법을 관절염에도 적용시키고 있는데 관절염보다는 당뇨에 더 빠른 효과가 있다.

「스템-원」은 마늘, 누에가루, 로얄제리, 옥타코사놀 등을 사용해서 정력제품으로 개발한 것인데 소변 줄기가 굵어지고, 피로가 없어지면서 정력에는 말할 것도 없고, 당뇨와 전립선비대에 효과가 있어서 이 계통에 더 많이 사용되고 있다.

서울의 모 의사는 스태미나에 사용했는데 당뇨에도 아주 좋았다고 했다. 혈액이 맑아지고 체질개선이 이루어지면 효과는 더 빨리 나타난다. 그러나 관절염만은 염(炎)까지 병행해서 잡아주어야 하기 때문에 당뇨보다 시일이 다소 더 소요된다.

당뇨병은 섬유질과 미량영양소가 없는 백미식과 육류에 의한 산성체질에서 온 대표적인 병이기 때문에 체질개선만 철저히 이루어져도 병의 절반은 이미 고쳐진 것이다.

3. 간장병에는 프로폴리스가 최고

성인의 간 무게는 1~1.5kg이고, 위치는 몸 정중심선의 오른쪽 가슴 아래에 위치하고 있지만, 왼쪽까지 퍼져 있는 최대의 장기이다. 20~30세 때 무게가 가장 많이 나간다. 빛깔은 암적갈색으로 여기에서 분비되는 담즙의 액만도 1일 500~1000cc가 된다. 간장이 나쁘면 분비액이 적어져서 소화가 잘 되지 않는다.

건강한 간장의 세포는 약 3,000억 개 정도이고, 효소는 2,000종 이상을 갖고 있어서 영양분을 분해, 합성하여 자기의 몸에 맞는 성분을 만드는 화학공장이 되기도 하고, 나쁜 것이 몸에 들어왔을 때는 그것을 없애는 해독공장이 되기도 한다.

간장이 하는 화학공장의 역할은 우리가 고기를 먹을 때는

간장의 이상을 알 수 있는 자가 진단법

급성간염 만성간염	가장 특징적인 것이 몸이 항상 나른하다. 열이 나고 몸이 오싹오싹하면서 한기가 든다. 머리가 아프다. 구역질이 나고 황달이 있다. (색이 노란 오줌이 나오면 황달 일보직전)
극증간염 (劇症肝炎)	나른하다. 구역질이 강하고, 황달이 와도 증상이 가라앉지 않는다.
간 경 변	전신증상(全身症狀)과 특유의 피부증상 거미상혈관증, 나른함, 잦은 피로감, 식욕감퇴, 구역질, 구토, 부종, 복수, 가스가 참
간 암	정력감퇴, 월경이상, 동맥의 혹과 출혈, 토혈, 복수가 참

동물성 단백질이지만, 이것이 분해될 때는 인간에게 맞는 단백질이 되어서 저장된다. 탄수화물도 글리코겐(glycogen)으로 체내에 저장시킨다. 지방은 리포단백질의 형태로 전신에 저장되고, 혈중에 많아진 지방을 분해시켜 새로운 물질로 만들어 낸 것이 콜레스테롤이다.

 이 정도로 많은 일을 하는 간장이면 내 자신이 이런 일을 한다고 자랑도 하고 뻐길만도 한데 그런 내색은 조금도 없다. 언제나 말없이 일만 해주는 믿음직한 큰 머슴 같은 것이 간장이다.

 간장은 때로 미련한 머슴같이 보여서 자신의 몸이 절반이나 못쓰게 되어도 주인에게 말 한 마디없이 버티다가 결국 쓰러질 정도 되었을 때 주인도 알게 된다. 그때 주인은 '야 이 미련한 놈아, 아프면 사전에 이야기라도 한 번 해주지 않고 죽게 되어서 말하면 나로서도 어찌 할 수 없지 않느냐?' 책망을 해도 이 정도밖에 책망하지 못한다. 주인은 사전에 자신이 데리고 있는 머슴은 저런 성격이라는 것을 미리 파악해두고 적절히 대해주는 것이 일을 잘 시킬 수 있는 비결이기도 하다.

 항상 소같이 미련하게 보이는 머슴 같은 간장에는 두 가지의 큰 병이 있다. 그 중에 하나가 세균보다 적은 바이러스로 오는 간염과 아기의 엉덩이 살보다 더 몰랑몰랑한 간에 지방이 차서 점차 굳어지는 간경화가 있다. 이 두 가지의 병이 간질환의 주범이라고도 할 수 있다. 간암도 알고 보면 간경화에서 발병하는 것이 40%가 된다.

바이러스에서 오는 간염에도 A형, B형이 있는가 하면 한 단계 더 발달된 C형 간염도 있다. 앞으로 새로운 간염들도 언젠가 발병할 수 있다. 일본 의사회의 전 회장이었던 가나미 따로 박사는 생전에 "최첨단 의료 수준을 가지고도 바이러스성 만성 간염은 고치기 어려운 병이다. 그리고 21세기에는 아마 만성 간염 시대가 올 것이다"라는 경고까지 했다. 지금 일본의 잠재적인 바이러스 간염환자는 600만 명으로 추정하고 있고, 1989년에 그 정체가 밝혀진 C형 간염자도 매년 30만 명씩 늘어난다고 한다.

우리나라도 인구비례로 따지면 일본보다 더 많을 수 있다. 그 이유는 그들보다 우리 국민의 술 소비가 더 많기 때문이다. 일이 잘 되었다 해서 한 잔, 못 되어도 한 잔, 이 핑계, 저 핑계로 술 마실 기회는 더 많아지고 있다.

만성감염에서 간경화로 변하면 완치가 어려워지는 상태

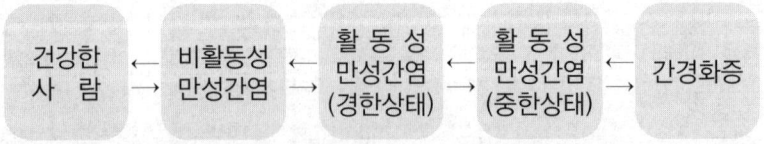

만성간염은 중한 상태에서도 적절한 방법에 의해 건강해질 수 있다.
그러나 간경화증에 이르면 치유가 쉽지 않다.
무슨 병이든 초기 치유하는 것이 쉽듯이 간 역시 그러하다.

밤늦게 전철을 타보면 90% 이상이 얼굴들이 붉어져 있고, 이 중 20%는 혀가 꼬부라진 말들을 해서 옆 사람도 알아듣지 못할 정도이다.

이들이 집에 들어가서 큰 컵으로 생수 2잔씩만 마셔주면 간을 해독시킬 수 있는데, 그렇게 하는 사람이 얼마나 될까?

40대나 50대에서 죽었다 하면 교통사고나 암이 아니면 알코올에 의한 간질환이다. 우리 주위에 환경 오염물질이 많으면 많을수록 간장질환자는 더 늘어날 것으로 여긴다. 농약이나 오염된 폐수가 많은 지역의 물을 마시는 사람일수록 간에 오는 부담은 더 커진다.

혈액검사로 알 수 있는 간기능의 정상치와 이상치

혈청 빌리루빈(T-B-)		ICG 시험		트랜스아미나제(GOT, GPT)	
0.1~1.2mg	정상	10% 이하	정상	GOT 30 IU/L 이하	정상
1.2mg 이상	황달	10% 이상	간 장애	GPT 30 IU/L 이하	정상

HB검사(B형 간염 바이러스의 항원, 항체검사)

HBs 항원	0.9이하 음성 5이상 양성	IgM형 HBc 항체	0.9이하 음성 8이상 양성
HBs 항체	0.9이하 음성 2이상 양성	HBe 항원	0.9이하 음성 2이상 양성
HBc 항원	29.9이하 음성 70이상 양성	HBe 항체	29.9이하 음성 70이상 양성

간염 바이러스나 간경화에 특효에 가까운 물질이 프로폴리스이다. 프로폴리스는 세균에는 약해도 바이러스에는 아주 강한 물질이다. 아무리 심한 인플루엔자(독감 : influenza)도 2~3일이면 낫게 된다.

필자는 오랫동안 류마티스 관절염을 앓았던 사람이 되어서 이 사람들과는 많은 접촉을 갖고 있지만, 실지 류마티스 관절염보다 고치기 쉬운 것이 간질환이다. 간질환에는 2~3개월만 사용해도 좋다는 것을 환자 자신이 알게 되고 주위에서 먼저 인정할 정도로 좋아진다.

프로폴리스의 주성분인 플라보노이드(Flavonoid)는 침투력이 강해서 바이러스가 있는 구석구석까지 다 찾아다니면서 공격을 한다. 이때 가세하는 물질이 강한 항생성분을 갖고 있는 갈랑긴(galangin)과 피노셈브린(pinocembrin)이다.

프로폴리스는 혈액순환을 잘 시킨다고 앞에서 설명한 바 있다. 혈액순환을 잘 시킨다는 것은 지방을 분해시키는 작용까지 겸하기 때문에 콜레스테롤 수치까지 떨어뜨린다. 그러면 간경화에도 분명한 효과가 있다.

간경화 증세가 있는 사람은 자기 손으로 오른쪽 갈비뼈 밑을 누르면 아픔을 느끼지만, 3개월 이상 사용하면 가벼운 통증은 없어진다.

프로폴리스가 간경화에 뛰어난 효력이 있지만, 이것 한 가지만 가지고서는 되지 않는다. 양질의 영양소를 같이 병행시킬 때 가능해진다. 영양이 필요하다고 해서 단백질 위주의 영양공급은 좋지 않다. 육류의 단백질에서는 질소에 의한 독소를 항상 더 만들어 낸다. 간질환도 영양과잉 상태에서는 유익보다 해가 크기 때문에 평소 식사량의 80%가 더 좋다는 것이 근래에 나온 자연의학자들의 학설이다.

단백질의 함량이 높으면 거기에 비례해서 비타민이나 미네랄의 성분도 동등하게 많아야 간장에도 좋은 영양물질이 된다.

벼는 물이 있어야 재배할 수 있는 수경식물이다. 그렇다고 물만 있다고 수확이 얻어지는 것은 아니다. 퇴비가 들어가고 비료를 주었을 때 높은 수확을 기대할 수 있다. 간질환에도 벼에 물과 같은 프로폴리스가 들어가고 퇴비와 같은 다양한 영양소를 갖고 있는 화분이 들어갔을 때 이론만이 아니고 효과 면에서도 뛰어난 반응을 나타낸다.

구포에 사는 30대 후반의 젊은이가 간경화로 찾아왔다. 2개월 사용하고는 너무 좋아져서 직장을 가져야 한다고 할 때 직장도 좋고 돈도 좋지만, 2개월 전에 겨우 사무실에 찾아 왔던 사람이 당장 직장을 갖는 것은 무리이므로 몸이 더 좋아진 뒤에 가지라고 충고해준 적이 있다. 2개월 만에 얼굴 모습은 몰라볼 정도로 달라져 있었다. 여기에는 프로폴리스도 중요한 역할을 했겠지만, 다양한 성분을 갖고 있는 화분이 면역증강에 도움을 주었기 때문에 그러한 효과가 있었던 것이다.

4. 빈혈에는 화분이 특효

몸이 약하거나 피가 좀 부족해 보이는 사람을 두고 허혈(虛血)한 사람이라고 한다. 이런 사람은 빈혈과는 완전히 구분이 된다.

혈액 속에 가장 중요한 구성체는 적혈구이다. 이 속에는 철분이 들어있는 단백질과 헤모글로빈(혈색소)을 함유하고 있다. 이것이 산소와 결합해서 체내에 산소를 공급해 준다. 그래서 헤모글로빈의 부족으로 적혈구 생산에 이상이 있거나 불완전한 적혈구가 생겨나면 적혈구의 생산이 줄어들고, 헤모글로빈 농도의 수치도 떨어진다. 그러면 체내 조직은 저산소상태가 된다. 이런 상태를 빈혈이라 한다. 빈혈은 병명이 아니고 증상을 말한다.

빈혈에는 여러 종류의 빈혈이 있다. 철결핍성빈혈(鐵缺乏性貧血), 재생불량성빈혈, 용혈성빈혈, 악성빈혈 등으로 나누어진다. 이 중에서 발생 빈도가 제일 많은 것이 철결핍성빈혈이다.

건강한 남자의 경우 적혈구 수는 혈액 $1mm^3$ 속에 평균 500만개이고, 혈색소의 양은 $1d\ell$ 속에 16g, 여자의 적혈구 수는 평균 450만개, 혈색소의 양은 14.4g(90%)이다. 적혈구 수가 남자 400만개, 여자 350만개 이하로 떨어질 때 빈혈이라고 한다.

빈혈이 있을 때 나타나는 증상으로는 얼굴색과 입술이 창백하고, 손톱은 백지장같이 희다. 운동을 조금만 해도 가슴이 두근거리면서 숨이 차고 피로가 자주 온다. 두통, 이명(耳鳴), 현기증도 수시로 오고 머리카락에는 윤기가 없어진다. 극히 드물긴 하지만, 황달이나 피하출혈반(皮下出血斑)까지도 생기는 수가 있다.

철결핍성빈혈이 오는 원인으로는 철분과 엽산(Vt M), B_{12}의 결핍에서도 오고, 비타민C와 B_6가 부족해서도 올 수 있다.

식생활을 개선해서 빈혈을 고치려고 하면 보리혼식을 하는 것이 좋고, 미역이나 다시마 같은 해조류와 녹황색 채소 중에서도 깻잎 같은 것을 꾸준히 먹어주면 빈혈에는 확실한 효과가 있다. 이런 방법으로 고치려고 하면 보통 1년은 경과해야 한다. 적혈구의 수명은 127일이므로 이것을 증가시키는 데는 시일과 노력이 필요하다.

빈혈에 확실한 것이 화분요법이다. 「바이오폴렌」과 「두리원 생화분」두 가지를 2개월만 먹으면 얼굴에 화색이 돌고 힘이 없던 팔, 다리에 힘이 생긴다. 4~5개월만 먹으면 90% 이상이 고쳐진다.

빈혈 때문에 약국의 약을 안 먹어본 것이 없고, 소의 지라(비장 : 철분함량이 많음)가 좋다 해서 먹기 힘든 그것까지 먹어도 고치지 못했는데 「바이오폴렌」이 그렇게 잘 나을 수가 있습니까? 하고 따지다시피 했던 주부도 3개월 사용한 뒤에는 빈혈에는 정말 특효라는 말을 잊지 않고 해주었다.

빈혈 가운데도 재생불량성빈혈을 제외하고는 어떤 빈혈에

도 특효라 할 수 있다.

철분이 부족해서 온 빈혈에 철분을 공급해도 낫지않는 빈혈이 20% 정도 된다. 그 이유는 철분을 보조해줄 수 있는 아연, 동, 망간, 코발트 같은 미량영양소를 필요로 하기때문이다. 화분이 특효라고 할 수 있을 정도로 치유 효과가 높은 것은 다양한 미네랄 성분이 조혈작용을 잘 해주는 데 있다.

화분이 빈혈에 좋다 해서 모든 화분이 다 효과있는 것은 아니다. 경작지에서 생산된 화분과 일년초에서 생산된 화분은 효력이 없다. 수입 화분이 효력이 없는 것은 경작지에서 생산된 유채나 차꽃에서 생산된 화분이 주종을 이루기 때문이다.

임신 중에 빈혈이 있는 사람은 필히 고쳐야 한다. 어머니가 빈혈이 있으면 태어날 애기도 빈혈이 있다. 산모가 입덧이라도 있으면 애기는 더 허약하게 태어난다. 화분을 먹어주면 산모의 입덧도 없어지고 태아에게는 더할 나위 없이 좋다.

벌들은 해(害)가 없고 고단위 영양소인 화분을 유충들에게 주어서 건강한 벌로 키워낸다. 벌 중에서도 유해물질에 가장 민감한 것이 유충이다. 거기에 해가 없으면 인간에게도 해가 없다. 이것은 자연의 이치이고, 원리이다.

필자는 25년간 화분을 다룬 경험을 가지고 이 글을 쓰기 때문에 마음에 와닿는 부분이 있을 것으로 여긴다. 체험을 바탕으로 해서 글을 쓰다보면 글에 힘이 생긴다. 비체험자와 체험자의 차이는 바로 이런 데서 나타나는 것 같다.

5. 빈혈과 엽산

우리가 배운 의학상식으로는 빈혈은 헤모글로빈(Hemoglobin)의 부족에서 오고, 헤모글로빈의 부족은 철분이 부족할 때 발생하는 것으로 배웠다.

가마솥에 불을 떼서 밥을 지을 때는 거기에서 간접적으로 철분을 얻을 수 있었기 때문에 이때는 빈혈환자가 없었지만, 지금은 거기에서 얻지 못하므로 빈혈환자가 생길 수 있고, 철분을 쉽게 얻는 방법으로는 사과에 못을 꽂아두었다가 하루 지나서 먹으면 사과에서 철분을 얻을 수 있다고 했다. 이러한 방법은 너무 원시적이라는 생각이 든다. 그리고 솥에서 얻은 철분이 빈혈을 없게 했다는 학설은 믿어지지 않는다. 불을 떼서 밥을 했을 때는 보리쌀을 많이 먹었다. 보리쌀에는 쌀에 비해 미네랄이 4배나 더 들어 있다. 이것이 빈혈을 막았던 것이다.

빈혈에 철분 못지않게 중요한 역할을 하는 것이 엽산이다. 화분에는 철분은 없어도 엽산의 함량은 높다. 아무리 심한 빈혈환자도 4개월만 사용하면 빈혈증세가 없어진다. 여기에서 작용하는 주성분은 비타민M이라고도 하는 엽산(Folic Acid)이다.

화분을 취급하면서 엽산의 중요성을 뼈저리게 느꼈다. 근래에 와서 밝혀진 것은 엽산이 부족할 때 젊은 여성들에게 많이 발생하는 자궁경부암이 그렇지 않는 사람에 비해 5배나 높다고 했다.

1992년 미국 알바 의과대학에서 발표한 연구에 의하면 녹색이 짙은 야채를 평소에 많이 섭취해주던지, 그렇지 못할 시에는 엽산이 함유된 비타민을 평소에 먹어 주는 것이 빈혈과 암 예방에도 큰 도움이 된다고 했다.

엽산이 부족하면 신생아의 이분척주증(二分脊柱症 : 척주가 2개로 나누어지는 병)과 무뇌증(無腦症)으로 인한 기형아 출생과도 밀접한 관계가 있다고 영국의 한 연구가가 밝혔다.

출산율은 갈수록 낮아지고 있고, 기형아 출생률은 도리어 높아지고 있다. 여기에 대한 원인을 엽산에만 두기는 어렵다. 그러나 껍질에 많이 함유되어 있는 미네랄이나 비타민을 외면할 수는 없다.

임산부나 허약체질의 어린이를 위해「두리원」에서 개발한 것이「참화분」이다. 세라믹으로 화분을 분쇄시켰기 때문에 복통이나 알레르기 반응도 없을 뿐 아니라 달리 첨가시킨 물질도 없기 때문에 아기나 임산부가 장기 사용할 수 있게 만든 제품이다.

6. 분자교정의학

분자교정의학하면 일반인에게는 생소하게 들리겠지만, 면역에 관심을 둔 의사나 약사, 자연의학을 연구하는 사람들에게는 생소한 의학이 아니다.

분자교정의학(分子矯正醫學)은 영어로 Orthomolecular Medicine이라고 한다. Ortho는 교정, 바르게 한다는 뜻을 가지고 있고, Molecular는 분자라는 뜻이다. Medicine은 의학, 분자는 독립성을 가진 화분물질의 최소 입자(粒子)이다. 분자교정의학을 한마디로 말하면 우리 몸에 필요로 하는 영양물질을 균형 있게 공급시켜주면, 질병이 낫게 된다는 의학이다.

미국 분자교정의학회 회장이었던 정신과 의사 마이클 레서(Michael Lesser) 박사와 여기에 참여한 의사들은 두뇌에 필요한 영양물질 가운데 1~2가지의 영양소가 결핍되어도 두뇌에 이상이 오고, 그것이 불면증, 우울증, 나아가서는 정신분열증까지 올 수 있다고 하며 식사요법이나 영양물질 공급만으로 정신분열증을 치료하는 학설을 발표했다.

여기에 주로 이용되는 영양소는 비타민과 미네랄이다. 비타민으로는 B_1, B_2, B_6, B_{12}, 엽산, 비오틴, C 등이고, 미네랄

인체구성의 원소함유율

원 소	함유율(%)	원 소	함유율(%)
산 소(O)	65.0	나트륨(Na)	0.15
탄 소(C)	18.0	염 소(Cl)	0.15
수 소(H)	10.0	마그네슘(Mg)	0.05
질 소(N)	3.0	철 분(Fe)	0.004
칼 슘(Ca)	2.0	망 간(Mn)	0.0003
인 (P)	1.0	구 리(Cu)	0.00015
칼 륨(K)	0.35	요오드(I)	0.0004
황 (S)	0.25		

로는 아연(Zn), 망간(Mn), 셀레늄(Se), 칼륨(K), 마그네슘(Mg) 등이다.

필자가 1981년도에 분자교정의학을 알게 되면서 주목한 것이 직접 생산하고 있는 화분이었다.

화분은 생명을 탄생케 하는 식물의 생식세포이므로 여기에는 인간이 필요로 하는 모든 영양소를 다 갖고 있다. 그렇다고 보면 이것을 장복할 때 미량영양소의 결핍에서 오는 증세들은 해소될 수 있을 것이다. 이러한 가정(假定)을 하고 빈혈이 있는 사람들에게 사용했을 때 어떤 사람에게는 효력이 있었고, 어떤 사람들은 효력이 없었다. 그렇다고 보면 이것은 완전한 학설이 아니다. 체질을 불문하고 모든 사람들에게 적용될 때 진정한 학설이라고 할 수 있다.

혹시 화분에 문제가 있는 것이 아닐까 하고 효과 없었던 사람의 화분을 추적하였을 때 거의 모두가 경작지에서 생산된 화분을 주었던 사람들이었다. 토양이 병들어 있고, 미량영양소가 결여되어 있는 토양에서 생산된 화분 속에는 그러한 성분 또한 없다. 그렇다고 보면 효과가 없는 것은 당연하다.

경작지에서 인공적으로 채취한 화분이 더 위생적이고, 효과도 더 있다고 한때 주장한 약품에서 생산한 화분은 벌의 생태와 토양의 원리를 모르고 한 이야기들이다.

우리나라 양봉업도 사양업에 접어들었다. 국민 소득이 5천불 이상이 되면 어느 나라 할 것 없이 양봉업은 사양업종에 속한다. 그렇다보니 국내산 화분보다 수입 화분이 시중에 범람

하고 있다. 이 화분들이 산지 화분이면 그래도 좋겠는데 모두가 경작지에서 생산된 일년초 화분이 주종을 이루고 있다. 이런 화분은 아무리 사용해도 빈혈에는 효과가 없다.

국내산 화분 가운데 몇 가지를 혼합해서 만든 제품을 주었을 때 아무리 심한 빈혈도 4~6개월이면 완전히 낫는다. 적혈구의 수명이 127일이고 보면 1~2개월에 빈혈이 나을 수는 없는 것이다.

빈혈에 확실한 효과가 있자 다시 주목하게 된 것이 불면증과 우울증이었다. 불면증은 글자 그대로 잠을 못자는 병이지만, 우울증 역시 잠을 못자는 데서 비롯된다. 우울증 환자가 잠만 잘 자도 그 병은 이미 절반은 고쳐진 병이다.

체질이 산성화되어도 잠이 잘 오지 않는다. 피를 맑게 해주는 프로폴리스(Propolis)와 미량영양소가 풍부한 화분을 사용했을 때 효과는 분명히 있었다. 거기에는 해조칼슘, 마그네슘, 셀레늄(Se), 항산화물질이 첨가된 「바이오폴렌」을 일반인의 2배를 사용했을 때 그 효과는 확실했다. 4~6개월이면 거의 다 나았다. 학생들에게 온 우울증은 성인들에 비해서 그 효과가 더 빨리 나타났다.

분자교정의학은 정신질환에서 출발된 의학이었지만, 지금은 모든 질환에 다 적용될 수 있는 의학이다. 잘 낫지 않는 성인병도 알고 보면 면역기능이 약해진 데서 출발된 병이다. 면역기능이 약해진 것은 체내에 필요로 하는 극소량의 미량영양소 한두 가지가 부족해도 오게 된다.

식물의 생산량(수량)은 어떤 원소가 최소량 이하이면 다른 원소가 아무리 많아도 생육할 수 없으며, 가장 소량으로 존재하는 무기성분에 의해 지배받는다는 독일의 화학자 리비히(Liebig)가 주장한 최소율의 법칙(最少律-法則)은 식물에만 국한된 것이 아니라 인체에도 적용된다. 그렇다고 보면 분자교정의학은 정신질환만이 아니고, 모든 질환에 다 적용될 수 있다.

7. 38년 된 병자는 변형된 류마티스 환자

성경에는 예수님이 이 세상에 오기 전에 기록된 구약(舊約)이 있고, 이후에 기록된 신약(新約)이 있다.

신약 안에는 예수님의 행적을 기록한 마태복음, 마가복음, 누가복음, 요한복음이 있다. 복음 앞에 붙어진 이름은 그 책을 기록한 사람의 이름이다. 이 중에서 예수의 행적이 많이 기록된 것이 마태복음과 요한복음이다.

요한복음 5장에 보면 이러한 내용이 있다. "예루살렘에 있는 양문 곁에 히브리말로 베데스다라 하는 못이 있었는데 거기 행각이 다섯이 있고, 그 안에 많은 병자, 소경, 절뚝발이, 혈기 마른 자들이 누워있었다" 여기에 병자들이 많이 모여들었던 것은 천사가 가끔 못에 내려와서 물을 요동케 할 때가 있었다. 이때는 누구든 먼저 들어가면 어떤 병이든 고침을 받았다. 그래서 각지에서 많은 환자들이 모여들었다.

거기에는 누워서 지내는 38년된 병자도 있었다. 예수님은 오래된 환자임을 아시고 "네가 낫기를 원하느냐?" 하고 인자한 음성으로 물으셨다. 낫기를 원하지만 넣어줄 사람이 없어서 이대로 있다고 했다. 불쌍하게 여긴 예수님은 "일어나 네 자리를 들고 걸어가라"고 했다. 그러자 그 사람이 곧 일어나 누웠던 자리를 들고 걸어갔다.

필자가 이 글을 접할 때마다 이 환자의 병명이 무엇이었을까? 하고 궁금하게 여긴 적이 있다. 자연의학을 연구하고부터는 류마티스 관절염 환자임을 알 수 있었다.

만성질병으로 수십 년간 고생할 수 있는 병은 위장병이다. 그렇지만 아무리 심한 위장병도 누워 지내는 병은 아니다. 누워있을 정도로 심하면 위암같은 악성종양이다. 악성종양이면 길어야 2~3년이다. 그 사이에 낫지 않으면 죽는 병이다. 그러고 보면 위장병도 아니다.

그 다음이 기관지 질환이다. 기관지로 수십 년씩 고생하는 사람은 있다. 누워있을 정도로 심하면 폐결핵이다. 그러면 1~2년 사이에 판가름이 난다. 그 외에 심장병이나 심부전증 같은 병도 오래 가지만 몇 년씩 누워 지내는 병은 아니다.

그렇다고 보면 류마티스 관절염 환자 중에서도 변형된 류마티스 환자이다. 변형되지 않았으면 기어서라도 갈 수 있다. 전신 관절에 왔어도 낫는다고 하면, 쌀 한 말 정도는 억지로 들고서도 걸을 수 있다. 그러나 고관절까지 굳어 있으면 한 발자국도 걸을 수 없다.

사지(四肢)의 관절이 굳어 있어도 위장이 튼튼하기 때문에 생명에는 지장없이 살아갈 수 있는 병이 류마티스 관절염이다.

병이 오래되지 않았을 때는 가족들로부터 희생적인 간호도 받을 수 있다. 그러나 병 앓은 지가 2~3년 넘게되면 환자로 취급받지 못하고, 응당 아픈 사람으로만 인정해 버린다. 이것은 만성환자만이 갖는 크나 큰 심적고통이다. 38년된 베데스다 못가의 환자도 너무 오랫동안 앓다보니 가족들로부터 외면당했던 사람이다.

예수님은 베데스다 못가에서만 역사하신 분이 아니고, 지금도 동일하게 역사하신다. 은혜의 보혜사 성령을 통해 직접 낫게도 하지만, 대개는 사람을 통해 낫게 하신다. 필자의 병은 아들을 통해 낫게 하여 주셨다.

둘째 아들이 양쪽 발목이 부으면서 아프다고 할 때는 류마티스 관절염이 아닐까 하는 생각은 했지만, 막상 류마티스 관절염이라는 진단이 나왔을 때는 눈앞이 캄캄했다.

'이 아이가 나와 같이 고통 중에 신음할 때는 아버지 때문에 내가 앓게 되었다' 고 할 것인데 그때 나는 무엇이라 대답할 것인가?

'하나님! 제 병은 오래 되었기 때문에 고쳐달라고는 하지 않겠습니다. 그러나 자식의 병만은 고칠 수 있게 하여 주십시오' 하고 기도할 때 '너는 책을 좋아하지 않는가? 네가 한번 공부를 해보지' 하고 가슴으로 들려오는 세미한 음성이 있었다. 이것이 한두 번이 아니고, 여러번 마음에 닿게 될 때는 성령이 들려주는 음성으로 생각하면 된다는 목사님의 말씀이

상기되어 그때부터 대체의학을 연구한 것이 자식의 병만이 아니고, 필자의 병까지 고치게 되었다.

그러나 이것은 우연이 아니다. 20대 초반에 지리산의 한 무인지경(경남 산청군 단성면 백운리 먹바위골)에 들어가 뱀을 잡아 먹고 약초를 캐먹으며 2년 반 동안(1963~1965) 무공해 인간 생활을 하면서 사회에 유익을 줄 수 있는 인간이 되게 해달라고 밤마다 바위 위에서 기도하였던 것을 하나님은 자식을 통해 응답해 주신 것이다(「무공해 인간의 목소리」참조).

내 자신이 생산한 봉산물(蜂産物)을 가지고 병을 고칠 수 있게 해주셨고, 거기에 대한 이론을 정립하여 몇 권의 책까지 쓰도록 해주셨다. 이것을 단순한 우연이라고는 할 수 없는 것이다. 이 모든 것이 하나님의 은혜 가운데 이루어진 것이다.

얼마 전 관절염을 앓았던 아들과 예식장에서 나오다보니 초라한 차림으로 장식용 지게를 팔고 있는 할아버지가 있었다. 지게를 하나 산 뒤 아들에게 왜 지게를 샀는지 아느냐고 했더니 할아버지가 불쌍하게 보여서 산 것이 아니냐고 한다. "그것보다 더 큰 뜻이 있어서 샀다" "무슨 뜻입니까?" "아버지가 지금 시골에 있었다면 지게를 지고 일할 사람이 아니냐? 하나님은 나를 높여서 많은 사람 앞에 설 수 있게 하여주셨고, 곳곳에서 많은 사람들이 찾아오도록 해주셨다. 아버지는 이 지게를 볼 때마다 나를 높여준 하나님께 감사하기 위해서 샀다"

필자가 자식으로 인해 고침을 받지 못했으면 38년된 병자보다 더 오랫동안 류마티스 관절염을 앓아야 했을 것이다.

8. 이럴 수가

"이럴 수 있습니까?"

"있을 수 있습니다."

이야기의 내용은 이러하다. 서울에 사는 50대 주부로부터 전화를 받았다. 류마티스가 있어서 검사를 한 것이 아니고 다른 검사를 하다 류마티스 인자가 나왔다. 주위에서 류마티스 관절염으로 오랫동안 고생하는 사람을 보았기 때문에 자기도 그렇게 고생하지 않을까 하는 생각이 들어 겁이 덜컥 났다고 했다.

"류마티스 인자가 나오면 바로 발병합니까?" 하고 의사에게 물었더니,

"갑자기 온다고는 할 수 없지만 통증으로 나타날 확률은 아주 높습니다."

"어떻게 하면 됩니까?"

"약을 복용하면 괜찮을 겁니다."

아무런 증세가 없지만 발병하지 않기 위해 그때부터 약을 사용하기 시작했다. 몇 달 사용해도 류마티스 인자는 없어지지 않았지만, 그래도 복용하면 없어지겠지 하고 먹은 것이 1년이 되었다고 했다.

얼마 전에 갑자기 전신 류마티스 관절염이 와서 부엌에서 조리 하는 일도 어려울 정도라고 했다. 류마티스가 발병하지 않도록 하기 위해 이름 있는 유명한 병원에서 1년 동안 약을

먹었는데 전신에 이렇게 올 수 있느냐? 하면서 항변조의 이야기를 해주었다.

"그럴 수 있습니다. 이것은 류마티스의 특효약이 없기 때문입니다. 특효약이 있다면 그런 일은 있을 수 없지요. 류마티스 치료약을 사용하지 않고 면역을 강화시켜 주는 제품을 사용했다면 그러한 일은 없었을 수도 있었습니다. 전신 관절에 류마티스가 왔다는 것은 몸 전체에 면역력이 떨어졌다는 것이고, 특히 관절에 더 떨어졌기 때문에 온 것입니다. 전신 관절에 갑자기 오는 환자는 류마티스 관절염 환자의 10%도 되지 않습니다. 열이 38℃이상 올라가는 몸살을 크게 앓았거나 중병을 앓은 뒤가 아니면 전신 관절염은 잘 오지 않습니다. 관절염도 부분적으로 시작했다가 몸의 기능이 극도로 나빠지면 6개월 뒤에나 전신에 올 수는 있습니다. 약은 몸을 도와주는 것이 아니고 치병을 위한 약이다보니 몸의 저항력은 오히려 떨어질 수 있습니다. 이것이 전신 발병의 원인입니다." 했더니 필자의 말에 전적으로 공감이 간다고 했다.

약을 먹고 나면 몸이 더 나른하고 피곤해서 약을 끊으려는 생각도 했지만, 류마티스가 무섭다는 생각이 들어 계속 먹었다고 했다.

9. 변비에도 좋다

"변비는 만병의 근원이다"라고 말하는 의학자들이 많다.

대변은 음식물의 마지막 찌꺼기이고, 세균의 집합체이다. 대변 1g 속에는 수억의 세균이 들어있고, 변 전체에는 수 조(兆)의 세균이 있지만, 이것이 장내에서 24시간을 더 경과하면 수십 수백조의 숫자로 늘어나서 변의 3분의 2가 세균으로 변한다.

세균도 미세한 생명체다. 그렇다고 보면 거기에서 발생되는 일산화탄소는 몸 전체에 퍼지게 되고, 그 중에서도 두뇌에 더 민감한 반응을 나타낸다.

섬유질이 많은 음식물을 먹었을 때는 변에 냄새가 적고, 변도 덩어리로 나오기 때문에 글자 그대로 쾌변이다. 이런 사람은 몸도 가볍고 머리도 맑다. 그러나 변비가 있으면 항상 묵직하고, 머리 속은 안개라도 낀 것같이 맑지 못하다.

입시생이나 고시생들 가운데 변비가 있으면 필히 제거시켜야 한다. 아무리 머리 좋은 사람도 변비가 있으면 기억력이 감퇴되고, 두뇌 에너지 소모가 많다보니 가벼운 두통까지 생긴다.

곡류와 화분에 들어있는 섬유소

식 품 명	100g 중에
밀 가 루	0.3g
백 미	0.4g
현 미	1.5g
밀	2.5g
보 리 쌀	2.6g
화분(건조된)	5.4g

변비가 생기는 원인 중에는

1. 섬유질의 부족으로 정장작용(整腸作用)이 잘 되지 않을 때
2. 수분의 공급이 적을 때
3. 장을 움직이는 운동이 적어도 발생한다.

화분에는 섬유질과 조효소제인 비타민B도 많이 함유하고 있어서 변비에도 좋은 효과가 있다. 그러나 며칠 만에 한 번씩 보는 악성변비까지 잘 낫는다고는 할 수 없다. 그렇지만 아침에 냉수를 마시면서 화분을 사용하면 악성변비도 없앨 수 있다.

입시생들이 화분을 사용하면 집중력이 높아지고, 학습능률이 오른다고 하는 것도 미량영양소에 의한 영양공급도 있지만, 통변을 잘 되게 하는 데도 큰 영향이 있다.

10. 봉산물은 모든 병을 낫게 한다

일본의 마늘요법연구가 가토 요시오 선생은 그의 저서 「마늘 건강법」에서 "마늘 한가지로 임질과 교통사고 이외의 환자는 다 고친다."고 호언한 것을 보고 대단한 사람으로 여긴 적이 있다. 한 가지 일에 깊이 있게 몰두하다보면 다양하게 적용시킬 수 있는 방법들을 체득케 된다.

이 사람은 마늘로써 모든 병을 고친다고 했는데 봉산물(蜂

産物)을 깊이 있게 연구하면 여러 가지 병을 고칠 수 있지 않을까 하고 80년도 초부터 생각하게 되었다.

봉산물을 연구하면서 얻어낸 결론은 '피를 맑게 하여 주고, 세포를 활성화시켜주면 모든 병은 낫게 된다'는 결론을 얻은 바 있다. 봉산물 가운데는 피를 맑게 하면서 혈액순환을 잘 시켜주는 프로폴리스(Propolis)라는 물질이 있다. 꿀과 화분은 벌들이 생존과 번식을 위해서 갖고 오는 물질이지만, 프로폴리스는 벌들이 질병 예방을 위해서 가지고 온 나무의 진액물질이다. 여기에 타액과 밀랍 등을 첨가시켜 32℃온도에서 몇 개월간 숙성시켜 효능을 극대화시켜 놓은 물질이 프로폴리스이다.

벌통은 사과상자보다 조금 더 큰 통이다. 이 속에는 2만 마리의 벌들이 밀집되어 있고, 습도까지 높기 때문에 질병 발생에 좋은 조건을 가지고 있다. 그러나 프로폴리스를 적절하게 이용하므로 벌통 안에는 진드기로 오는 병 외에는 병이 없다는 것이 1970년대에 와서 밝혀졌다. 인간 역시 그 물질을 적절하게 사용하면 질병 없는 건강한 생활을 영위할 수 있다.

이러한 프로폴리스와 화분을 적절하게 사용하면 어떤 병이든 고칠 수 있다. 만일 프로폴리스가 간에 부담을 줄 수 있는 독성물질이라도 있으면 이런 호언은 할 수 없다. 프로폴리스는 간질환에도 뛰어난 효과가 있고, 다소 과용을 해도 간에 부담을 주지 않는 것이 특징이다.

화분은 인체에 필요로 하는 모든 영양소를 골고루 다 가지고 있지만, 며칠 사이에 병을 낫게 하는 그런 위력은 없다. 그러나 시일을 두고 장기간 사용하면 면역력이 강화되면서 병들이 낫게 된다. 병은 한 가지가 발생하면 연쇄반응으로 다른 병까지 발병케 하지만, 좋아지기 시작하면 다른 병들까지도 좋아진다.

화분은 잘 낫지 않는 전립선염에도 높은 치료효과를 나타낸다.

필자는 10년간 매년 1~2톤의 국내산 화분을 소모시켜 왔다. 이 양은 국내 총 생산량의 10%에 해당되는 양이다.

화분을 사용하는 고객 중에는 다양한 직종을 가진 사람들이 있고, 10년 고객들도 상당수에 이른다. 그러다보니 얼굴만 보아도 저 사람은 어느 정도 사용하면 나을 수 있다는 판단이 생긴다. 누구든 10년간 한 가지 직업에 최선을 다하면 기초적인 학문에는 다소 빈약할지라도 경험 면에서는 누구도 따라올 수 없는 체험을 가지게 된다.

얼마 전 진○지(54세, 경남 김해시 외동 916번지 한신APT 107-703)씨는 친구 따라 두리원에 오신 분이다. 체중은 40kg 미만으로 세찬 바람이 불면 날아갈 사람같이 보였다. 조금만 걸어도 숨이 차는 것 같이 안 좋고, 큰 수박 하나 들기도 어렵다고 했다

"이러한 병은 약으로 고치기 어렵습니다. 그러나 혈액순환을 적당히 시켜주고 세포를 활성화시켜주는 방법을 적용시키

면 어렵지 않게 고칠 수 있습니다" 했더니 믿어지지 않는다
는 뜻으로 "그렇게 쉽게 나을 수 있을까요?"하고 반문을 해
왔다. "질병 중에서 제일 고치기 어려운 것이 뼈에서 온 관절
질환입니다. 그러나 불균형한 영양에서 온 병이면 영양학적
으로 도와주면 쉽게 나을 수 있습니다"했더니 그래도 믿어지
지 않는 표정이었다. 그럴 수밖에 없는 것은 사위가 종합병
원에 의사로 있어서 유명하다는 병원을 다 찾아다녀도 못 고
친 병을 병원이 아닌 데서 고친다고 하니 속으로는 반신반의
도 했을 것이다.

필자의 저서 때문에 다소 신뢰를 하고 「프로킹골드」와 「바
이오폴렌」을 구입해갔다. 1개월을 사용하고 나서 답답하던
속이 시원해졌고, 물건을 들면 손에 힘이 생긴다고 했다. 2개
월 넘어서니 창백했던 얼굴에 화색이 돌기 시작했다. 며칠
전에는 동생과 친척들까지 모시고 왔다.

관절염 이외의 환자들은 화분가공제품을 양을 높여 몇 개
월만 사용해도 대개의 병들은 낫게 된다. 이러한 위력은 화
분이 식물의 생식세포이기 때문에 가능한 것이다.

11. 중풍, 치매

뇌는 우리 몸에서 가장 중요한 기관이다. 뇌의 무게는 몸무
게의 2% 밖에 되지 않지만, 여기에서 소모시키는 산소의 소
모량은 20%나 된다. 뇌에서 충분한 산소와 영양분을 공급받

지 못하면 신경세포에 이상이 생긴다. 뇌의 세포는 너무나 정교하게 되어 있어서 조그마한 이상만 있어도 우리 몸에 파장되는 결과는 아주 크다. 뇌에 혈액순환이 잘 되지 않았을 때 뇌출혈이나 뇌졸증이 발생한다. 이렇게 되면 영양공급을 받지 못한 일부 세포는 사멸되면서 뇌기능에 장애가 온다.

 뇌는 우리 몸에서 가장 귀중한 부위이기 때문에 다른 어느 부위보다 특별한 보호를 받는다. 두개골은 돌 같이 견고하다. 이것이 3겹으로 된 뇌막이 이를 보호하고 있다. 그래도 충격에 더 잘 견딜 수 있도록 뇌 척수액에 둘러싸여 둥둥 떠있게 되어있어서 어지간한 충격에도 잘 견디게끔 되어 있다.

 충격에 잘 견딘다고 해서 뇌를 완벽하게 보호할 수 있는 것은 아니다. 뇌에 해로운 이상물질이 들어오면 사전에 이를 감시하는 뇌혈액 관문(Blood-Brain-Barrier)이 있어서 이를 막아준다. 막을 때는 혈관 내피세포의 특이한 저지작용이 뇌에 들어가는 유해물질을 사전에 막아준다.

 "열 명이 도둑 한 명 지키기가 어렵다"는 우리의 속담과 같이 유해물질의 종류도 다양하게 많다. 이것을 막기 위해서 관문에서 지키지만, 완벽하게 지킨다는 것은 사실 어렵다. 일단 관문을 통과한 유해물질은 아무리 적다고 해도 이것이 축적될 때는 큰 문제를 야기시킬 수 있다.

 모든 세포가 다 그러하지만 뇌 세포도 활성산소에 민감한 반응을 나타낸다. 여기에 영향을 받다보면 세포의 노쇠현상이 빨리 온다. 이것이 치매에 큰 영향을 준다는 것이 근래에 나온 학설이다.

평소에 혈액순환제를 사용해서 혈의 순환을 잘 시켜주고, 두뇌에 필요한 미량영양소를 충분히 공급시켜주면, 활성산소에 의해 올 수 있는 치매나 중풍도 사전예방이 가능하다. 부모를 둔 자식들은 이 방면에 관심을 두어야 할 것이고, 연세 많은 노인들도 여기에 대해서 무관하지 않아야 한다.

명절 때마다 찾아뵙는 부모님께 여러 가지 선물도 중요하지만, 청혈작용을 잘 하는 건강식품(프로폴리스 제품)이나 약을 사드리는 것이 적은 금액으로 큰 것을 막을 수 있는 방비책이 된다.

60세 이상에서는 발병율이 적고, 50대에 주로 발병하는 파킨슨병(Parkinson's Disease)이 미국에서는 400명 중에 1명 꼴로 발생한다. 우리나라에서도 이 병이 적으라는 보장은 없다. 근래에 와서는 모든 병이 다 그러하지만, 치매환자도 늘어나는 추세에 있다.

치매라고 하는 알츠하이머병은 65세 이상의 노인 환자 중에서 10%를 차지하고, 80세 이상에서는 발병율의 30%가 된다. 65세 이상의 노인 중에서 노인성 치매환자는 남자가 4%인데 비해 여자는 5%이다. 어떤 원인인지는 알 수 없지만, 남자보다 여자의 발병율이 더 높다.

서울에 치매전문병원이 몇 개 생겼다. 이것은 반가운 일이다. 그러나 매달 120만원에서 180만원이 들어간다. 이것도 1~2년간 지출되는 금액이 아니고 돌아가실 때까지 지불되어야 하는 금액이다. 그렇다고 보면 서민층에서 감당하기는 어려운 금액이다.

가정에서 2차식품이나 3차식품을 선호하지 않고, 1차식품 위주의 식생활을 하면 중풍이나 치매까지도 쉽게 막을 수 있다.

나주에 사시는 임문숙 여전도사님은 자기 모친이 78세인데 치매가 왔지만 지금은 초기라고 했다. 치매 초기에는 화분제품과 프로폴리스 제품을 주었을 때 좋은 효과를 얻을 수 있다고 했다. 「바이오폴렌」과 「프로킹골드」를 2개월 드시고 치매증세가 없어졌다는 감사의 전화가 왔을 때 필자에게도 너무 기쁜 일이었다.

12. 심하던 입안 염증이 낫다

부산에서 주방기구를 생산하고 있는 현대금속의 박○규 사장은 주방업계에서는 착실하게 일 잘하는 업체로 알려져 있다. IMF 오기 전에는 20여 명의 직원이 있었지만, 지금은 10여 명이 일하고 있다.

박 사장과는 10년 전부터 아는 사이고, 한국자연건강연구회 회원이기도 해서 매월 만나고 있다. 필자가 쓴 몇 권의 건강서적도 읽었다. 하루는 시간이 있으면 같이 식사하자면서 찾아왔다. '등잔 밑이 어둡다'는 말을 실감했다면서 그 간에 있었던 일을 이야기 해 주었다.

입 안에 염증이 있어 병원에 가도 잘 낫지 않아 고생하고 있다는 이야기를 거래처 사장에게 하였더니 거기에 가면 틀림없이 나을 수 있다고 하더라는 것이었다. 거기가 어디냐고 했더니 쉽게 가르쳐 줄 수 없다면서 몇 번을 뜸을 들이다가 메모지에「두리원」이라고 쓰는 것을 보고, 두리원 김 선생을 아느냐고 물었더니 만나보지는 못했지만, 책을 통해 잘 알고 있고, 자기 가족들이 모두 두리원 제품을 통해 건강을 얻었다고 했다. 아내는 관절염, 자신은 불면증, 아들은 심하게 앓아오던 비염도 낫게 되었다고 했다.

박 사장은 김 선생과도 잘 알고, 자신도 입 안에 염증이 있었지만, 상담은 해보지 않았다고 했더니 "본래 유명한 사람은 가까이 있는 사람에게는 인정을 못 받고 멀리 있는 사람으로부터 인정을 받는다"고 하더라면서, "병원에서 안 되는데 나을 수 있냐?"면서 물어왔다.

이와 비슷한 예가 울산에서 있었기 때문에 이야기 해 주었다. 어머니가 류마티스 관절염으로 두리원 제품을 먹고 4개월부터 너무 좋아지자 아들의 문제를 상담해 왔는데, 잇몸 주위에 염증이 있어서 양치질을 못한 지가 1년이 넘었지만, 병원에 가도 잘 낫지 않는다고 했다. 어머니가 먹고 있는 것이 「류마-21」, 「바이오폴렌」, 「제정환(前 어성초 효소)」이어서, 그것을 중학생인 아들에게는 하루 2번만 먹어 주면된다고 했다. 2개월 사용으로 염증이 많이 없어져서 가벼운 칫솔질을 한다고 했다.

이런 사례가 있기 때문에 박 사장도 2개월 정도면 많이 좋아질 것이라면서, 「류마-21」, 「바이오폴렌」, 「제정환(前 어성초 효소)」과 바를 수 있는 프로폴리스 액까지 주었다.

　2개월이 되어 찾아왔을 때는 별로 좋아진 것이 없다고 했다. 혹 당뇨가 있느냐고 했더니 있다고 했다. 그러면 남보다 늦을 수 있다는 말을 해 주었다.

　4개월 사용 했을 때 심하던 쪽도 많이 좋아졌고, 가벼운 쪽은 거의 못 느낄 정도로 좋아졌다.

　염증은 세균성, 바이러스성, 면역기능의 이상으로 온다. 그러나 면역기능을 강화시켜 주면, 세균이나 바이러스, 면역기능의 이상에서 온 것도 나을 수 있다. 이것을 박 사장이 증명해 준 하나의 예라고 할 수 있다.

13. 부정수소(不定愁訴)

　본인은 몸에 이상이 있어 병원에 찾아가지만 검사상으로 아무런 이상이 나오지 않으면 병원에서는 병이 없다고 진단을 내린다. 그러면 '내 자신은 몸에 이상을 느끼고 있는데 병원에서는 왜 이상이 없다고 하느냐?' 하면서 여러 병원을 다니며 진찰을 받아보지만, 결과는 언제나 동일하게 이상이 없는 것으로 나온다.

　이런 환자들은 백화점 쇼핑하듯이 병원을 쇼핑한다고 해서 일명 쇼핑환자로 판정해 버린다. 정말 이상이 없는데도 정신적인 문제로 이 병원, 저 병원을 찾아다닐까? 필자는 그렇게 생각지 않는다. 이상은 분명히 있지만, 단지 검사상으로만 나타나지 않았을 뿐이다. 하나의 예를 들어보자.

남을 미워하는 마음으로 인해 혈액에 독소가 생겨 가벼운 두통이 왔다고 하자. 그렇다고 여러 가지 검사를 해도 특별한 이상은 나타나지 않는다. 검사에는 이상이 없지만 본인은 가벼운 증세를 느낀다. 이런 상태를 부정수소(不定愁訴)라고 한다.

실제 이러한 증세를 느끼고 있는 사람은 우리 주위에도 많다. 이런 증세를 약으로 해결하려고 하면 어렵지만, 영양학적으로 해결하면 어렵지 않다. 미량영양소가 풍부한 자연물질을 몇 개월만 공급시켜주면 자연히 해소된다. 보리밥이나 현미식을 6개월만 해도 많이 좋아지고, 화분제품 몇 개월만 사용해도 부정수소와 같은 증세는 없어진다.

부정수소로 올 수 있는 것을 열거하면 다음과 같다.

- 두통
- 불안감
- 저혈압
- 우울
- 아물거림
- 감각이상
- 좌골통
- 어깨결림
- 배뇨장애
- 복통
- 초조감
- 현기증
- 판단부족
- 불면
- 지각과민
- 공포감
- 입안건조
- 발한
- 위장장애
- 구역질
- 두중(頭重)
- 기억력 감퇴
- 이명
- 손발이 저리다
- 압박감
- 요통
- 관절통
- 헛배부른 느낌
- 피로감
- 변비

평소 1차식품 위주의 식생활을 하면 이런 증세는 오지 않는다. 보암직하고 먹음직한 2차, 3차식품을 선호할 때 오게 되므로 경제 수준이 높으면 높을수록 이런 증세의 환자는 더욱 늘어난다.

부정수소와 같은 증세에는 화분이 귀중한 역할을 한다. 이것도 하루 이틀에 나타나는 효과가 아니라 3개월 이상 섭취했을 때 그 효과는 뚜렷하게 나타난다.

부족한 영양소가 체내에서 채워져 세포의 기능을 활성화시키기까지는 몇 개월이 소요되고, 수세적(守勢的)에서 공격적인 체질로 바꿔 주는데도 최소 3개월 이상이 소요된다.

작물이 잘 안자라는 박토(薄土)를 옥토(沃土)로 바꾸기까지는 2~3년이 소요된다. 모든 기능이 떨어져 치유력이 없는 만성병이 1~2주 안에 낫기를 바라는 것은 유실수를 심어놓고 그해에 열매 얻기를 바라는 것과 같은 것이다.

면역력만 증강시켜주면 부정수소와 같은 병은 분명히 낫게 된다.

⑥ 오줌싸개와 전립선염

1. 항이뇨 호르몬

　신장에서 걸러진 수분이 재흡수되는 것은 뇌하수체에서 분비되는 항이뇨(抗利尿) 호르몬에 의해 결정된다. 이 호르몬이 적으면 수분은 거의 재흡수되어 소변양은 아주 적어진다.

　항이뇨 호르몬의 생산을 조절하는 것은 무엇일까? 여기에 대한 여러 가지 학설들이 있지만, 삼투압작용과 밀접한 관계가 있다는 것이 밝혀졌다.

　이것은 체액이 진한가, 묽은가 하는 것이 원인이다. 다시 말하면 삼투압이 높고 낮은 데 있다. 탈수가 되어 체액이 부족하면 보통 체액이라도 농도가 진해져 삼투압이 높아진다. 이렇게 되면 시상하부(視床下部)에서 이것을 감지하여 뇌하수체의 항이뇨 호르몬의 분비를 증가시킨다. 이렇게 되면 수분을 다시 흡수케 하므로 소량의 소변만 배출된다.

　이와 반대로 물을 많이 마셔 체액이 묽어지면 삼투압이 떨어진다. 그러면 뇌하수체에서 항이뇨 호르몬의 분비를 억제한다. 항이뇨 호르몬이 부족하면 수분의 재흡수가 잘 되지 않으므로 묽은 소변을 보게 된다.

　야뇨증 어린이들이 잘 때 음료수나 수분이 많은 수박을 먹지 못하게 하는 것도 이 때문이다.

세포와 세포 사이의 공간에는 간질액(間質液:세포 사이에 들어 있는 수분)이 있다. 이것을 조절하는 성분은 세포내에 많이 들어있는 칼륨(K)과 세포 외에 많이 함유되어 있는 나트륨(Na), 염소(Cl)이다. 이것이 삼투압작용에 중요한 역할을 한다.

그렇다고 보면 화분에 많이 들어있는 칼륨이 항이뇨 호르몬과도 밀접한 관계가 있음을 알 수 있다. 오줌싸개에 화분이 뛰어난 효과가 있는 것도 칼륨과 무관하지 않기 때문이다.

2. 오줌싸개에 확실한 효과

1) 오줌싸개

어른이 되어서 유치원 때 이불에 지도를 그렸던 일은 생각나지 않을 수도 있다. 그러나 초등학생 때의 일은 대개가 기억해낸다. 성인이 되어서 그것을 기억하는 사람은 몇 %나 될까? 아마 20% 이상 상회할 것으로 여겨진다.

1999년 대한소아비뇨기과학회 주관으로 서울대 등 전국 20개 대학병원에서 2만 5천여 명의 어린이들을 대상으로 오줌싸개에 대한 조사가 있었다. 이 조사에 의하면 5~12세 어린이 중 남아는 16%, 여아는 10% 이상이 1년에 한번 이상은 오줌을 싼 경험들을 가지고 있었다. 이것은 전체 어린이의 28%이다.

이중에 3.1%는 매일 밤 오줌 싸는 습관이 있었고, 1주일에 한번 싸는 어린이도 10%, 한달에 한번 꼴로 싸는 어린이는 전체의 51%를 차지했다.

이들 가정에서 저녁식사 후 음료 섭취를 제한하는 가정이 42.9%, 자는 어린이를 중간에 깨워서 소변을 보도록 하는 극성적인 가정도 29.5%, 오줌을 싸면 그냥 넘기지 못하고 벌을 주어야 직성이 풀리는 사람도 5%가 있었다. 앞으로 싸지 않고 좋아지겠지 하고 방치하는 가정은 6.9%가 되었다.

오줌싸는 아이의 특징은 낮에 오줌보는 사이의 시간이 짧고 횟수가 잦다. 심한 어린이는 시간마다 화장실에 간다.

보는 시간이 길어지고, 횟수가 줄어지지 않는 한 오줌싸는 일은 고칠 수 없다. 저녁에 음료수나 수분이 많은 수박을 먹지 않도록 하는 것은 근본적인 치료방법이 아니고 가정에서 할 수 있는 임시방편이다.

또 하나의 특징은 인스턴트식품이나 육식을 좋아하는 어린이들 가운데 오줌싸개가 더 많다. 이것은 체질이 산성화된 어린이 가운데 많다는 것이 된다.

이런 오줌싸개 어린이들에게 화분제품인 「바이오폴렌」을 3~4개월 먹이면 80% 이상 효과가 있다. 여기에서 효과는 단순히 좋아진 것이 아니고, 오줌을 싸지 않는 것을 의미한다. 좋아질 때 오는 특징은 낮에 소변보는 횟수가 줄어지고, 밤에는 전보다 양이 더 많아져 큰 지도를 그려놓는 것이 다르다.

밤에 오줌을 싸는 어린이들 가운데 심한 아이는 하룻밤에 3번까지 싸서 말하기가 부끄럽다고 하는 어머니도 있었다. 이런 어린이는 3번 싸던 것을 한 번 모아서 싸기 때문에 양이 많아지는 것은 당연하다.

　오줌을 오랫동안 쌌던 어린이는 밤에 싸던 습관 때문에 다른 어린이에 비해 1~2개월은 더 사용해주어야 한다. 밤에 양이 많아졌다고 불평하는 부모들도 있지만, 이것은 50% 정도는 이미 고쳐진 것이다.

　오줌 싸는 어린이들 중에는 여자 어린이보다 남자 어린이가 많지만, 중학생 이상의 학생들 가운데는 여학생이 많았다. 이 중에는 여고생도 있었다. 다 큰 딸이 오줌을 싸니 창피하기가 말할 수 없다고 했다. 3개월 먹고 그 증세가 없어지자 중앙동에 사는 고등학생의 어머니는 너무 고맙다면서 선물까지 사 온 일도 있었다.

　오줌싸개에는 특별한 약이나 치료방법이 없다는 것이 정설이다. 민간요법으로는 잠들기 3~4시간 전에 구운 은행열매 5~6알씩을 매일 먹으면 가벼운 증세는 쉽게 완치된다고 하지만, 은행을 먹여도 효과를 얻지 못했다는 분들이 의외로 많았다.

　민간약으로는 댑싸리(地膚子)가 효과있는 것으로 되어있다. 그러나 어느 정도 효과를 나타내는지 필자로서는 알 수 없지만, 화분제품인 「바이오폴렌」은 80~90%의 완치 효과가 있다. 독자들 가운데는 100%의 효과가 있어야 확실한 것 아니냐고 반문할 수도 있겠지만, 약이나 기능성식품 가운데 100% 완치는 있을 수 없다. 그러나 약의 효과가 30%만 돼도 대단한 약으로 인정받는다는 사실을 알면 80~90%의 효과는 대단히 높은 수치이다.

2) 배뇨

오줌은 콩팥이라고 하는 신장에서 만들어진다는 것은 다 아는 사실이지만, 오줌이 나오기까지는 복잡한 과정을 거쳐야 한다.

심장에서 내보낸 혈액 가운데 20%가 신장으로 흐르게 된다. 여기에서 1~2ℓ의 오줌을 만들기 위해서는 이보다 90~180배나 많은 180ℓ의 혈장이 신장에 있는 보자기 모양을 한 세뇨관인 사구체(絲毬體)를 통해 노폐물인 오줌을 만들어 낸다. 오줌은 액체의 찌꺼기이고, 대변은 고체의 찌꺼기이다.

오줌 1ℓ를 만들기 위해서는 100배 이상의 혈장을 먼저 걸러내야 한다.

우리가 일상생활에서 경험하는 사실이지만 물을 많이 마시면 오줌량이 많아지면서 묽어진다. 이와 반대로 땀을 많이 흘리거나 구토, 설사 등으로 탈수(脫水)라도 있게 되면 오줌량은 적어지고 진해진다. 이러한 현상들은 수분의 정상적인 유지를 위해 신장(콩팥)에서 열심히 조정하기 때문이다.

신장에서 걸러진 수분이 다 배설되거나 흡수되는 것이 아니고, 이중에 80%는 근위세뇨관을 통해 우리 몸에 재흡수되고 나머지 20%가 오줌으로 나온다.

우리 몸에 흡수되는 수분량은 물을 많이 마시거나 적게 마시거나 상관없이 일정량으로 흡수된다. 재흡수 되고 남은 20%가 다시 흡수된다. 이때 양이 많으면 오줌량이 적고, 재흡수량이 적으면 오줌량은 그만큼 많아진다.

3. 전립선염

전립선은 남성만이 지니고 있는 특이한 선(腺)이고, 크기는 보통 밤알과 같고, 생김새도 이와 비슷하다. 겉은 딱딱한 막으로 형성되어 있다. 여기에서 분비되는 점액물질은 정자를 운반해주는 역할을 하고, 거기에다 정액의 영양분까지 도와주는 중요한 역할을 한다.

이 기관에 이상을 느끼게 되면 분비액이 줄어져 왕성하던 성욕이 감퇴되고 호르몬의 사출량도 적어진다. 오줌을 봐도 시원하지 않고 약간의 통증까지 느끼게 된다. 평소 통증이 있는 사람이 부부관계를 했을 때 마찰로 인한 통증이 한층 더 심해진다.

이러한 원인은 불결한 성관계와 과로, 과음에서도 올 수 있다. 이럴 경우 피해야 할 식품으로는 술, 돼지고기, 후추, 커피, 기름에 튀긴 라면도 좋지 않다.

전립선은 단단한 섬유질로 형성되어 있어서 약의 침투도 잘 되지 않는다. 그런데 화학제품이 아니면서 침투력이 강하여 저해 요인을 제거시켜 주는 물질로 각광받게 된 것이 화분(花粉)이다.

1960년 스웨덴의 웁살라 대학(Uppsala Univ.)의 아스쿰 팔프 박사는 화분이 전립선염에 대단한 치료효과를 나타낸다는 학설을 발표한 바 있고, 비뇨기 전문의인 레안델(Leander) 박사는 전립선염 환자 100명에게 화분을 대량으로 복용시켜 80명이 완치되는 놀라운 효과가 있었다고 했다. 이렇게 높은 효과를 나타내는 데는 생식선을 자극하는 다량의 호르몬 물질, 항생성분의 침투력을 높여주는 비타민의 작용, 그 외에 아미노산과 효소작용에 의해 전립선의 기능을 향상시키면서 저해 요인을 제거시켜 주는 데 있었다고 했다. 국내 D제약에서 전립선염 치료제로 생산하고 있는 세ㅇ톤도 화분으로 만든 제품이다.

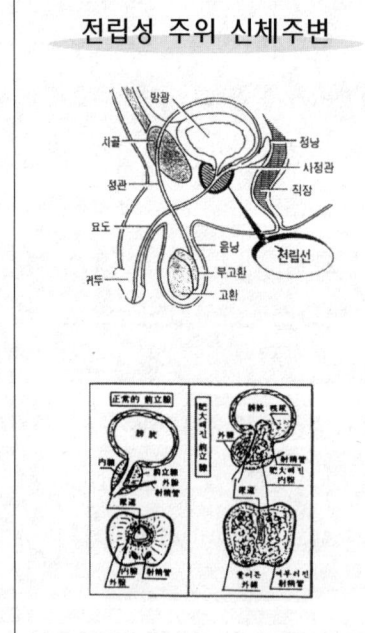

  필자의 오랜 경험에 의하면 모든 화분이 여기에 적용되는 것은 아니다. 체질을 바꿔줄 수 있는 화분에다 소염작용이 강한 한삼덩굴, 이뇨작용이 강한 개다래, 가평지역에서 생산되는 특수화분 등이 첨가되었을 때 전립선염에 좋은 효과를 얻을 수 있었다. 여기에 유기농법으로 재배한 어성초 제품이 첨가되면 그 효과는 더 확실하다.

어성초는 설파민 40,000배의 항균력을 갖고 있는 경이로운 물질이다.

4. 전립선 비대와 빈뇨

전립선 주위에 발달되어 있는 평활근(平滑筋)이 비대하면 배뇨 시에 이상을 느끼게 되고 소변을 봐도 시원하지 않다. 항상 잔뇨량이 있는 것 같은 기분이 들면서 소변 횟수가 잦다. 이러한 증세는 40대 이후에 가서 발생률이 서서히 높다. 미국에도 50대가 되면 20%가 전립선 비대를 갖고 있다는 의학보고도 있다.

「만성병의 식이요법」의 저자이며 미국의 유명한 영양학자인 파보 에이롤라(Paavo O. Airola) 박사에 의하면 커피, 알코올, 강한 향신료, 고지방 식품이 전립선 비대의 원인이 될 수 있다고 했다.

예방음식으로는 불포화지방산이 많은 기름유와 신선한 야채와 과일이 좋고, 치료방법으로는 화분과 아연이 많이 든 식품을 권하고 있다.

미국의 권위있는 영양학회가 발표한 8대 노화방지 장수식품의 순위 중 첫째가 화분(Bee Pollen), 둘째는 프로폴리스(Propolis)이었다. 프로폴리스는 벌통에서 생산된 자연항생물질이다.

이 두 가지 모두가 전립선 비대증의 치료제로 사용되고 있는 물질이고 보면 전립선 비대가 장수의 저해요인임을 알 수 있다.

KAL기 폭파사건의 범인 김현희(金賢姬) 씨가 소변을 보지 않고 자살하려고 한 것도 요독증(尿毒症)으로 죽으려고 했던 것이다. 화분은 꽃에 따라 빈뇨와 어려운 배뇨를 해소시켜 준다.

화분이 정력에 좋은 이유는 배뇨를 원활히 시켜주면서 세포에 활력을 더해주기 때문이다.

5. 전립선염이나 전립선 비대증이 있을 때 오는 증상

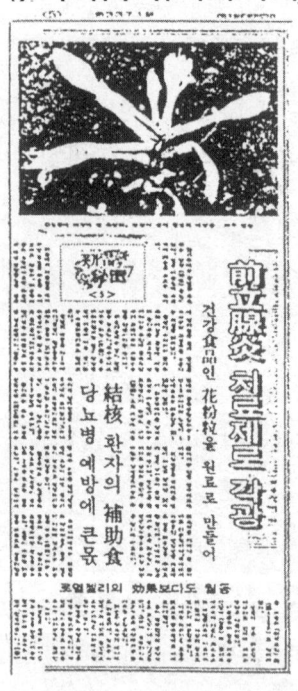

○ 아침에 소변을 보기 전 우유 같은 묽은 요도분비물이 나온다.
○ 소변보기가 힘들고 소변 후 시원치 않다.
○ 소변 줄기가 가늘고 약하다.
○ 소변량이 적고, 보는 횟수가 잦다. 특히 밤에 소변을 자주 본다.
○ 소변 후에도 한 두 방울씩 소변이 나온다.
○ 소변이 탁하고 때로는 농(濃)이 비치거나 혈뇨(血尿)가 있다.
○ 과음했을 때 요도분비물이 많다.
○ 회음부에 불쾌감이 항상 있고, 종종 허리가 아프다.
○ 성기능이 떨어지고, 조루증세가 있다.
○ 집중력이 떨어지고, 생각이 그쪽에만 간다.
○ 부부관계 후 기분이 안 좋다.
○ 늘 피로하고, 의욕을 잃게 된다.

7 성욕이 있어야 사업도 성공

1. 성(性)에는 나이가 없다

50대에 벌써 의욕이 떨어진 사람을 보면 거의가 성욕이 없는 사람들이다. 세계 역사를 보면 밤에 강했던 왕이 영토와 국위를 선양했던 왕들이었다. 그리고 성에는 나이 차이가 없다.

일본에서 출옥하여 한국에 입국할 때 민족의 영웅으로 추대받았던 권희로 옹은 귀국 1년이 못되어 72세 노인인 그가 치정에 의한 방화범으로 다시 국내 감옥에 수감되었다. 성에 대한 문제는 젊은이에게만 있는 것이 아니고, 늙은 사람에게도 있을 수 있음을 보여준 하나의 사건이었다.

1966년 미국의 매스터스(William Masters)와 존슨(Virginia Johnson)이 공동으로 쓴 「인간의 성적 반응」이라는 책에 보면 "남녀 구별없이 성적 충동과 성행위는 일생동안 지속할 수 있다"고 했다. "여성의 성에는 시간적 제한이 없고, 남성의 경우 정신적 건강과 신체적 건강이 유지하는 한 80대 이상의 연령에서도 지속적인 성생활을 할 수 있다"고 했다.

성은 젊은이만이 즐길 수 있는 것이 아니고, 늙은이도 같이 공유할 수 있는 것이다. 우리나라에서 발표된 조사에 의하면 70대에 성생활을 포기한 남자는 17%, 여성은 49%로 나타났다.

'부부싸움은 칼로 물베기'라는 한국 속담이 있다. 이것은 모든 부부에게 해당되는 것은 아니다. 성생활을 원활히 할 수 있는 부부에게만 적용되는 말이다. 성관계가 원활하면 경제적으로는 다소 어려움이 있어도 화기(和氣)있는 가정이 될 수 있지만, 그렇지 못할 때는 언제 폭발할지 모르는 위기를 안고 살게 된다.

젊은 부부가 이혼하였을 때 흔히 사용하는 말은 "성격이 맞지 않아서"라고 한다. 이것은 남 듣기 좋은 말이고, 실은 90%가 성관계가 원활하지 못한 데 있다. 아직 성은 부끄러움의 대상이기 때문에 적당한 말을 찾다보니 그러한 말이 나오게 된 것이다.

우리나라에서 한때 IMF로 주춤하였다가 경제사정이 좀 나아지자 다시 번창하는 것이 러브호텔 사업이다. 주위 환경이 좋다고 여겨지는 곳은 몇 백 미터 간격을 두고 세워져 있다. 뜻있는 사람은 이것을 보고 개탄도 하지만, 속사정을 알면 이해할 수 있는 면도 있다.

필자가 알고 있는 한 분은 자기 부인과 성관계를 하려고 하면 영 되지 않는다고 했다. 그러나 다른 여성과 관계하면 잘 된다고 했다. 그렇다보니 1주일에 한 번씩은 외도를 하게 된다고 했다. "자네는 다른 여자로 몸을 풀고 부인은 굶겨 놓으면 되겠는가?" 했더니 어쩔 수 없는 일이라고 했다. 부인 혼자만이라도 참으면서 견디라고 할 수는 없는 것이 현 사회이다. 지금은 춘향이가 살았던 조선시대가 아니기 때문에 남자의 외도를 알고도 지아비만 생각하는 여성은 거의 없다. 그것을 증명할 수 있는 것이 지금 번창하고 있는 러브호텔이다.

필자가 개발한 제품을 그 분에게 제일 먼저 주었다. 2개월 사용하고부터 부인과의 관계가 원활해졌다고 했다.

성생활에 있어서 제일 큰 적은 피로이다. 피로가 있는 상태에서 성적 충동은 잘 일어나지 않는다. 피로가 축적되어 있는 사람은 여자 곁에 가는 것보다는 잠자는 것을 더 좋아한다. 그러나 이런 남성도 다른 여성과 만나면 교감신경의 흥분으로 일시적 피로가 없어지고 성적 흥분이 오기 때문에 다른 여성과의 관계가 이루어지는 것이다.

이런 사람을 위해 좋은 스태미나(Stamina) 제품을 만들어야 되겠다는 생각을 가진지 만 5년 만에 만족할 수 있는 제품을 내놓게 되었다. 그것이 「스템-원(Stam-won)」이다.

2. 마늘

마늘에 관심을 갖게 된 것은 1970년도이다. 경북 의성 친척집에서 2개월간 생활을 했다. 그때 아저씨는 식사 때마다 마늘 3~4쪽(6쪽 마늘 기준)을 드시고 계셨다. 마늘 드신 지는 오래 되었고, 병원을 모르는 생활을 한다고 했다. 아주 건강한 모습으로 농사일에 열심이었고, 언제나 정력이 넘치는 모습이었다. 명절 때 만나면 다른 친척들보다 건강했다. 몇 년 전에는 80세가 가까운 나이에 주차관리인으로 일한다고 했다. 마늘은 여전히 그때와 같이 잘 먹고 있다고 했다.

건강한 사람을 살펴보면 그 사람에게는 건강할 수 있는 생활 습관이 있고, 그렇지 못한 사람에게는 그렇지 못한 생활 습관이 있다.

우리나라에서 유기질 함량이 제일 많은 토양이 마늘경작지이다. 마늘경작지에는 퇴비를 넣지 않으면 마늘이 굵어지지 않는다. 그렇기 때문에 마늘을 먹는다는 것은 곧 퇴비와 같은 영양소를 섭취한다는 것이 된다. 마늘은 동양이나 서양할 것 없이 오랜 역사를 가지고 있으나 기호식품으로 사용된 지는 얼마 되지 않는다. 그 전까지는 약용으로 스태미나 증진과 간장제로 이용되었다.

고대 이집트에서는 거대한 피라미드를 세울 때 일꾼들의 기운을 돋구기 위해 마늘을 먹였다는 일화가 있고, 성경 민수기 11장에는 이스라엘 민족이 애굽 노예생활에서 벗어나 광야생활을 할 때 애굽에서 부추와 마늘을 먹었던 그 시절을 몹시 그리워했다. 이 식품이 스태미나 식품이고 보면 그들도 인간인지라 광야생활을 하면서도 정력이 강해지는 것을 원했던 것이다.

마늘을 먹고 나면 몸 전체가 훈훈해지면서 활력이 넘치는 듯한 느낌이 든다. 이러한 작용의 주성분은 알리신(Allicin)이다. 이것이 체내에서 비타민B_1과 결합되어 알리디아민(Allithiamin)이 된다. 알리디아민은 비타민B_1이 분해되는 것을 막아 제 기능을 발휘하도록 도와주고, 신진대사를 원활하게 한다. 그리고 세포를 활성케 하여 정력을 증강시킨다. 알리신은 진통, 해독작용만 하는 것이 아니고, 통변까지 잘 되게 하는 등 여러 가지 작용을 한다.

 마늘에 대해 제일 먼저 관심을 갖게 된 나라는 이웃 나라 일본이었다. 손기정 선수가 베를린올림픽 마라톤에서 우승하자 마늘과 김치를 많이 먹는 한국 음식에 대해서 관심을 갖고 연구하게 되었다. 그 다음이 미국과 소련이 아닐까 하는 생각이다.

 미국에서는 지금 3G 바람이 불고 있다. 마늘, 인삼, 은행잎(garlic, ginseng, ginkgo) 이 3가지가 건강기능식품의 선두 주자를 놓고 경쟁할 정도이다.

 미국의 노스캐롤라이나대 영양학과 아론 플라이샤워 박사는 매일 마늘을 먹으면 위암은 50%, 결장암은 30%가 줄어든다고 했고, 타임지는 마늘에 들어 있는 알리신과 스코리지닌, 아리신 등이 페니실린보다 더 강한 항생물질이라고 했다.

 미국의 유명한 영양학자 파보 에이롤라(Paavo O. Airola) 박사는 가장 빠르고 명확하게 효과를 나타내는 데가 고혈압으로 1주일 내에 20~30㎜의 혈압이 떨어진다고 했고, 제네바대학의 F.G.피오트로스키 박사는 100명이 마늘요법을 실시했을 때 2주일 이내에 40%가 20㎜로 떨어진다고 했다. 그리고 마늘에 들어 있는 셀레늄과 게르마늄 등이 당뇨에도 유용한 작용을 한다.

소련의 한 연구기관에서 밝힌 내용에 의하면 지프테리아를 위시해서 14가지 세균에 유효하다는 결과가 나왔고 유행성 감기가 확산되는 시기에도 평소 마늘을 섭취하는 사람은 두려워할 필요가 없다고 했다.

　마늘에서 검출된 이눌린(inulin) 성분이 콩팥의 기능을 증진시키는 데도 뛰어난 효력이 있다는 것은 이미 밝혀진 사실이다.

　마늘이 성적 기능을 강화시켜 주는 것은 알리신의 작용도 크지만, 거기에는 성기능을 촉진시키는 스코르지닌이라는 효소도 함유되어 있다. 이것이 서로가 결합되었을 때 중추신경계를 더욱 자극하여 성기를 발기토록 하는 것으로 알려져 있다.

　마늘은 비아그라 같이 성기만 발기시키는 것이 아니고, 퇴비와 같은 주요성분들이 각 세포에 고루 퍼지면서 체내 호르몬선을 자극하여 성적 능력을 증가시켜 주므로 효력이 나타난다. 마늘의 성분에는 수분이 70%, 당질 20%, 단백질 1.3%, 비타민에는 B₁과 C가 들어있다. 미네랄에는 칼륨, 칼슘, 마그네슘, 인산, 황산, 규산, 염소, 게르마늄 등이 들어있고, 마늘의 냄새와 매운 맛은 휘발성의 정유에서 난다. 마늘의 효과는 항균성 물질의 하나인 알리신에 있다. 알리신은 125,000분의 1 농도에서도 포도상균, 이질균, 콜레라균에서 항균작용을 나타내고, 마늘즙 3%의 액에서도 여러 가지 균(菌)의 성장이 억제된다.

　마늘의 주성분은 알리신이다. 알리신의 함유량도 마늘에

따라 다르다. 10쪽 마늘에서 783mg%, 6쪽 마늘에서 459mg%, 산마늘에서는 424mg%, 양파에서는 159mg% 검출되었다.
 마늘이 혈액 응고를 막는데 탁월한 효능이 있다는 사실이 영국에서 처음 발표되었을 때 의학계에서 화제가 된 바 있다. 마늘을 본초학(本草學)에서는 "습(濕)을 없애고, 냉(冷)과 풍

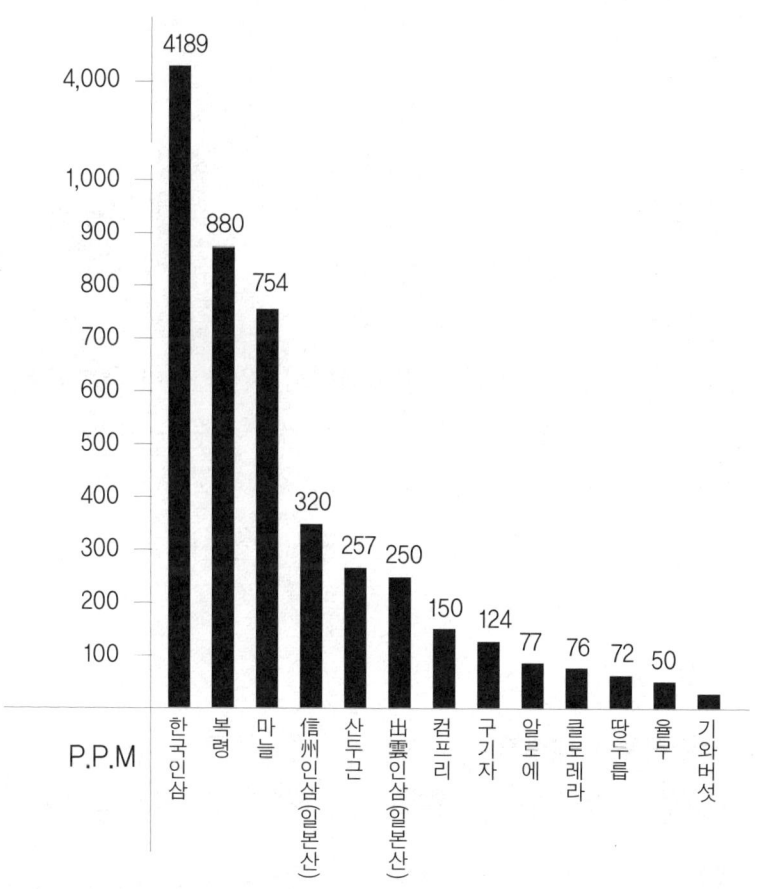

게르마늄 함유량 비교표

(風)을 몰아내고, 비(脾)를 튼튼하게 하고, 위(胃)를 따스하게 한다"고 했다. 근래에 와서는 마늘이 관절염에도 효과가 있는 것으로 알려져 있다.

마늘, 로얄제리, 누에가루, 옥타코사놀 등이 들어있는 「스템-원」을 사용해보면 정력이 좋아지는 것은 말할 것도 없고, 소변 줄기가 굵어지면서 전립선염이 좋아진다. 그리고 기관지, 관절염 등 다양한 질환에도 효과가 나타난다. 특히 당뇨에 효과가 높다. 이런 효과들은 단순 영양공급에서 이루어진다고는 보지 않는다.

지금 우리의 세포막은 활성산소, 스트레스 등에서 나오는 독소 때문에 미세한 상처로 매끄럽지 못한 상태에 있다. 이것만 없어져도 몸의 저항력은 강화된다. 이러한 작용을 해주는 것이 마늘에 들어있는 알리신이다.

미국에서는 마늘에 대한 인기도가 거의 폭발적이다. 2002년도 건강기능식품 판매실적에서 1위가 북미 국화의 일종인 스테비아이고, 2위가 마늘, 3위가 은행잎이다. 이 모두가 나빠진 세포막의 상처에 도움을 줄 수 있는 물질이다.

두리원에서는 동결건조(凍結乾燥)된 마늘을 사용하고 있다.

3. 로얄제리

1) 장수식품의 대명사

과학이 발달하면서 식품학도 발전하게 되었다. 영양학적으로 어느 식품이 좋다고 할 때는 거기에 어떤 성분이 많이 들어있거나, 다른 데 없는 특이한 성분을 함유하고 있어 그것이 체내에서 어떤 작용을 하기 때문에 건강에 좋다고 하는 것이 그 식품을 소개할 때 사용하는 공식문구이다.

그러나 벌의 생태에 대해서 알게 되면 영양학에 대한 지식이 없어도 로얄제리(Royal Jelly)야말로 인간이 그렇게 찾으려고 갈구하던 불로장수의 비약(飛躍)이라는 것을 알게 된다.

로얄제리는 여왕벌의 먹이라는 뜻이다. 여왕벌의 알이나 일벌의 알은 동일하다. 그러나 먹는 먹이에 따라 여왕벌이 되고, 일벌이 된다. 알에서 3일 만에 부화된 후 계속 로얄제리를 먹은 유충은 여왕벌이 되고, 꿀과 화분을 먹은 유충은 일벌이 된다. 일벌의 수명은 2~5개월이지만, 여왕벌은 3~4년을 산다. 그리고 유밀기로써 기후조건이 좋을 때는 하루에 1,000~1,500개의 알을 산란한다. 이것은 여왕벌의 몸무게

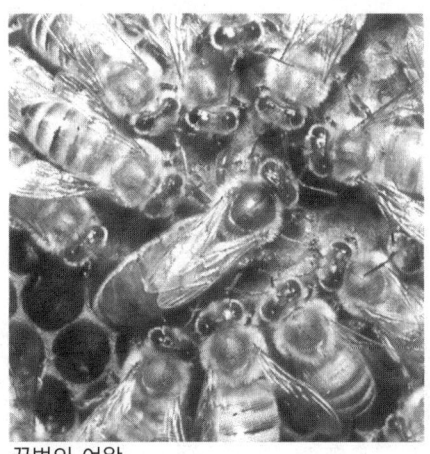

꿀벌의 여왕

의 배에 해당하는 무게이다. 이런 것 때문에 장수와 스태미나를 연구하는 학자들 입에서 제일 먼저 거론된 것이 로얄제리이다. 로얄제리는 스태미나와 장수식품의 대명사라고 할 수 있다. 그러나 로얄제리는 약이 아니고 기능성식품이기 때문에 장기간 사용하였을 때 그 효과가 뚜렷하게 나타난다.

2) 세계적으로 알려지다

로얄제리가 세계적으로 알려진 것은 로마 교황 비오 12세(재위 1939~1958)에 의해서이다. 1954년 교황이 폐렴과 노환으로 위독할 때 주치의이자 자연요법 전문가인 갈레아지 리시 박사의 주선으로 로얄제리를 사용하게 되었고, 이로 인해 교황은 위기에서 벗어나 건강을 되찾았다. 이 사실을 1955년 로마에서 열린 국제의학대학회에서 로얄제리에 관한 임상실험 결과를 발표함으로써 로얄제리의 효과는 의학계에 먼저 알려지게 되었다.

다음 해 서독에서 열린 제2회 국제생물유전과학회에서 발표된 로얄제리에 대한 실험결과는 양질의 영양소는 인체의 성장을 돕고, 로얄제리에만 들어있는 특이한 성분이 건강 증진과 인간의 수명을 연장시키는데 기여한다고 했다.

1958년 로마에서 열린 제17회 국제양봉회의(APIMONDIA)에 교황이 친히 참석하여 자신이 로얄제리 덕분에 건강을 회복하게 되었다고 로얄제리를 사용한 경험담을 이야기하면서 로얄제리를 생산하는 양봉인들에게 감사의 연설까지 했다. 이로 인해 생산자들은 로얄제리의 위력을 다시 한 번 실감케 되었다.

　로얄제리 생산 기술의 향상으로 생산량이 높아졌고, 매스컴 덕분에 보급도 급속도로 확산되었다. 수년 전부터 일본의 연간 로얄제리 소비량은 200톤으로 늘어났다. 이것이 일본 돈으로는 500억엔, 우리 돈으로 환산하면 5,000억원이 로얄제리 사용에 투자되었다.

3) 항암작용 및 성선기능 자극

　1959년 캐나다 구엘프대학(University of Guelph)의 타운센드(G.F.Townsend) 교수가 2년간 1,000마리의 쥐를 이용한 동물실험에서 로얄제리가 암의 발생을 억제한다는 연구 결과를 발표했다. 그 성분의 작용은 10-하이드록시 덴센산(10-HAD : 생명 중추 관여물질)이라고 했다. 이 성분은 항암 이외에 혈액 개선작용까지 한다고 했다. 아미노산 중에서도 케티오닌은 간을 보호해 주고, 글루타민산은 대뇌피질을 흥분시키는 작용을 한다. 그 외에 로얄제리는 성장 발육 촉진, 콩팥조직의 재생, 노쇠한 세포를 건강하게 함으로써 질병에 대한 저항력을 높여준다.

　성기능에 있어서는 성 신경을 자극하여 난소, 고환의 기능을 좋게 하여 주고, 정자(精子) 생산량을 많게 하여주므로 성생활의 질을 높여준다. 특히 중년 여성에게 잘 오는 갱년기 장애도 없애주고, 새로운 의욕을 갖게 한다.

　로얄제리는 인간이 가장 필요로 하는 필수아미노산 8가지

외에 10여 가지의 아미노산을 더 함유하고 있다.

4) 정자수를 높인다

젊은이들의 정자(精子)수가 50년 전에 비해 절반으로 줄어들었다는 충격적인 보고가 있었다. 앞으로는 농약과 공해물질인 다이옥신(Dioxine) 등으로 점점 더 줄어져서 산아 제한을 하지 않고서도 인구는 자연적으로 줄어들 것이라는 연구보고까지 나오는 시대인 만큼 로얄제리는 더없이 좋은 1차식품이다.

로얄제리는 호르몬과 같은 성분을 갖고 있어서 보관방법이 아주 중요하다. 생산 즉시 냉동실에 보관해야 한다. 실온에 둘 때 꿀과 로얄제리의 비율을 12:1로 배합하면 50~60일은 효력이 유지된다.

영하 18℃에서는 3년간 두어도 활성은 그대로 유지된다. 오랫동안 유지시키려면 동결건조를 해야 한다. 동결건조를 하였을 때는 5년간 효력이 유지된다. 두리원에서는 모두 동결건조시킨 것을 사용하고 있다.

필자가 잘 알고 있는 C사장은 영어와 일어에도 능통하신 분이다. 총각 때 친구가 근무하고 있는 병원에 갔다가 우연히 정자검사를 하게 되었다. 결과는 청천벽력과도 같은 무정자증(無精子症)으로 나왔다. 일본의 쓰쿠바대학의 한 농대 교수로부터 로얄제리를 복용하면 치료될 수 있다는 조언을 받고 국내에 돌아와 고가인 로얄제리를 수년간 구입해 먹고 완

로얄제리 성분의 주요 약리 및 생리작용

주요성분	주요약리작용	생리적 효능 작용
비타민 B_1	탄수화물대사 촉진, 신경계 기능강화	심신피로, 전신 권태증, 노이로제, 다발성 신경염, 신경쇠약증, 소화불량, 부종
비타민 B_2	간장기능강화, 해독, 발육	장수, 피부조직 강화, 호흡계강화, 발육성장촉진
비타민 B_6	단백질대사 촉진 및 분해	악성 빈혈증, 피부염, 불면증
비타민 B_{12}	성장촉진	악성 빈혈, 피부윤택 강화
엽 산	소화강화, 조혈촉진	악성 빈혈증, 소화불량증
니 코 틴 산	세포조직, 신진대사 및 강화	보혈, 청혈, 기력증진, 피부보강, 정력강화, 원기회복, 영양불량증
비 오 틴	성장발육 촉진	노화방지
아세틸콜린	신경전도 및 신경보강	신경과로증, 신경성 소화불량증, 정신계보호, 말초혈관 확장
아 미 노 산	성장촉진, 모든 내장조직 대사 강화	단백질공급촉진, 뇌하수체자극성 호르몬분비촉진
인산에스텔	인간태생기 중요 영양물질 작용	근육체구성 필수 물질, 알레르기대사 및 조역, 태아 발육촉진
지 방 산	제암물질	모든 암 예방
판 토 텐 산	불로장수 작용	노화방지, 성장촉진
유 파 로 진	생식선의 호르몬분비촉진	성기능 강화
비오프레리팅	형광물질	자외선하에 형광작용
프 레 리 앙	〃	트립토판 중간대사 작용
10-하이드록스덴센산	항균제암	모든 암병치료 및 예방
아 연	생식선보강, 성호르몬분비촉진, 뇌하수체자극	전립선 보강, 고환, 부고환의 기능강화, 정력증강, 회춘제
철	조혈증진	빈혈증
동	보혈보강	영양성 빈혈증
마 그 네 슘	신경계의 안정	심장 및 근육기능 향상
코 발 트	모든 영양과 활력 증진	체력강화, 기력회복
칼 슘	골과 치구성 촉진	연골 및 발육성장
포 도 당	보혈, 강심 해독	혈색호조, 피부윤택, 기력강화
과 당	노폐물 배출	이뇨 신장염 해독, 원기회복
만 강	생식선 보강	생식기 장애, 태아 발육불량
후 데 리 칭	항균 항종	피부 종기와 습진에 특효
R 물 질	미지 물질	세계과학계에서 R물질이라 명칭

치되었다. 30대 중반에 결혼했지만 2남을 두었다. 이로 인해 양봉을 하게 되었고, 지금은 봉독연구가(蜂毒硏究家)로서 국내에서는 독보적인 존재가 되었고, 직접 생산한 봉독을 국내 450개 병·의원에 공급하고 있다.

5) 늙어도 정력은 좋아진다

필자가 잘 알고 있는 70대 후반의 사업가 K사장은 상처 후 60대 여성과 재혼을 했다. 부인은 성생활을 좋아하는데 자신은 체력이 따라주지 않는다고 했다. 여기에 좋은 처방이 없겠는가 하고 필자를 찾아왔다. 체중이 비대했기 때문에 체중을 줄이는 방법에 몇 가지 처방을 제시해주면서 로얄제리를 권유했다. 2개월이 지나니 부인이 좋아할 정도가 되었다. 여자는 60, 남자는 70이 넘으면 성(性)과는 거리가 멀어지는 줄 알았는데 이 일이 있고부터는 남자나 여자나 의식주만 해결되면 죽는 그날까지 좋아하는 것이 성생활이라는 것을 알게 되었다.

6) 로얄제리의 10가지 효과

〈로얄제리와 건강장수〉라는 저서에 의하면 로얄제리의 효과를 10가지로 요약해 두었다.

① 기분이 상쾌해진다
② 피로감이 없어지고 체력이 좋아진다
③ 식욕이 증진한다
④ 스태미나가 좋아진다

⑤ 견통, 요통이 사라진다
⑥ 숙면을 취할 수 있다
⑦ 변비가 개선된다
⑧ 혈색이 좋아지고 수족 찬 것이 개선된다
⑨ 얼굴의 검버섯이 없어진다
⑩ 병후 회복이 빠르다

4. 누에가루

우리가 가난하였던 70년대는 누에가 만든 고치 수출이 국가경제에 큰 도움이 되었다.

필자가 시골에서 생활할 때 아내는 집에서 누에를 많이 사육했다. 봄에는 누에를 8장까지 사육했다. 1장은 누에가 2만 마리이므로 16만 마리가 된다. 가을에도 사육하므로 년(年) 2회를 사육한다. 그 당시 시골에는 암, 당뇨, 고혈압, 심장병, 심근경색증 같은 성인병이 없었지만, 도시에서 당뇨에 필요로 하는 사람들이 있어서 누에를 쪄서 팔기도 했다.

90년대에 들어와서 당뇨병이 급격히 많아지자 누에는 명주실을 얻기 위해서 사육하는 것이 아니고, 건강식품으로 판매하기 위해 사육하고 있다. 누에는 고치로 판매하는 것보다 건강식품으로 판매하는 것이 3~4배의 수익이 있다.

그 당시에는 누에가 당뇨에 좋다는 과학적 근거는 없었지만 민간요법으로 좋다는 것이 널리 알려져 있고 실지 효과를 얻고 있었으므로 과학적 규명도 시간문제라고 여겼다. 그러나 지금은 누에가 당뇨에 좋다는 것이 과학적으로도 입증되었다.

효과는 있어도 부작용이 있으면 임의로 사용할 수 없고, 기능성식품도 될 수 없다. 기능성식품이라고 하면 질병에 효과가 있으면서 장기간 사용해도 부작용이 없을 때 사용할 수 있는 용어이다.

누에와 아미노산 함량 (단위:%)

아미노산 \ 시료명	5령 3일 누에	5령 6일 누에	인체영양상
Cystine	1.187	1.111	준필수
Methionine	1.390	1.516	필 수
Aspartic acid	3.939	5.223	비필수
Threonine	1.746	2.190	필 수
Serine	2.201	2.778	비필수
Glutamic acid	8.645	10.97	비필수
Glycine	2.338	3.089	비필수
Alanine	2.688	3.227	비필수
Valine	2.349	3.015	필 수
Iso-Leucine	1.874	2.440	필 수
Leucine	4.496	5.198	필 수
Tyrosine	9.612	9.671	준필수
Phenylalanine	2.315	2.882	필 수
Lysine	2.169	2.836	필 수
Histidine	1.776	2.315	준필수
Arginine	2.713	3.426	준필수
Proline	3.435	4.077	비필수

누에 3일과 6일(5령)의 성분표

성분\발육단계	함량비율					mg/kg							
	수분	조단백질	조지방	섬유	회분	Ca	P	K	Na	Mg	Fe	Mn	Zn	Cu
5령3일	4.77	56.76	9.27	6.62	9.14	0.44	0.86	6.38	0.06	0.38	139	35	61	0
5령6일	3.98	62.10	13.28	4.59	6.52	0.37	0.70	5.38	0.04	0.25	93	29	49	0

누에는 조단백질 함량이 높은 뽕잎만 먹고 자라는 곤충이고, 농약에 아주 민감하다. 누에는 고단백질의 영양소를 갖고 있다.

모기 살충제를 뿌리고 10일 이내 그 방에 누에를 먹이면 누에가 다 죽고, 뽕밭 근처에 1주일 이내 농약을 살포했으면 그 뽕잎 먹은 누에도 모두 죽는다. 독성에는 누에가 가장 민감한 반응을 보이기 때문에 저독성 실험을 할 때 누에를 사용한다. 누에에 해가 없으면 인체에도 해가 없다.

누에가루가 스태미나에 좋다고 할 수 있는 것은 양질의 고단위 단백질이기 때문이다. 정액도 알고보면 고단위 단백질이다.

생체식과 현미식이 건강에 좋아도 스태미나까지 좋게 하는 것은 아니다. 스태미나를 좋게 하는 데는 육식이 필요하다. 자연식은 성격을 온순하게 만들지만, 육식은 공격적인 성질을 만든다. 그리고 성범죄가 많은 나라일수록 육식을 많이 하는 나라들이다. 또 육식을 많이 하는 민족일수록 운동도 격렬한 운동을 좋아한다. 그 예가 복싱, 축구, 미식축구, 레슬링 등이다.

복상사(腹上死)는 자연식 하는 사람에게는 없다. 육식을 좋아하고 심근경색증(心筋梗塞症)이 있는 사람이 젊은 여성과 잠자리를 같이 하였을 때 간혹 있을 수 있다.

누에가루를 매일 먹어도 괜찮은 것은 심근경색증을 일으킬 수 있는 불포화지방산이 없는 대신에 성인병 예방 및 치유력이 있는 키토산을 3% 함유하고 있기 때문이다.

5. 성기능에 관여하는 아연

권장하는 영양소도 시대에 따라 달라졌다. 50~60년대는 하루 3끼 밥 먹기가 어렵다보니 닭고기나 쇠고기는 미국 같은 선진국에서나 먹을 수 있는 것으로 생각해 왔다. 이때는 단백질이 부족했고, 칼로리가 부족했기 때문에 영양학자들은 단백질과 칼로리를 많이 강조했다.

70년대 들어와서 쇠고기국도 간간이 먹을 정도로 식생활이 나아지자 강조되는 영양소는 비타민이었다. 비타민을 먹지 않으면 곧 병이라도 날 것같은 광고가 매일 신문 전체를 장식했고, 영양학 서적에서 비타민이 차지하는 비중도 자연히 높았다.

90년대에 들어와서는 미네랄 선전이 약 광고의 일부가 될 정도로 높아졌다. 우리 몸에는 비타민보다 더 중요한 것이 미네랄이지만, 미네랄의 소중함을 모르고 지낼 수 있었던 것은 우리 몸에서 결핍현상을 느끼지 못했기 때문이다. 그러나 지금은 달라졌다.

연대별 농약의 소비량

1960년대를 100%로 기준

연 대	비료사용량(t)	%	농약사용량(t)	%
1960년	279,424	100	1,783	100
1970년	562,902	200	3,719	200
1980년	828,039	300	16,132	900
1990년	1,104,104	400	25,082	1400

토양의 보약은 다양한 영양소가 들어있는 퇴비이다. 그러나 퇴비는 주지 않고(인건비 상승으로 줄 수 없음) 값 싸고 사용하기 편리한 화학비료만을 사용하게 되었다. 농사도 주는 농사가 아니고 빼앗기만 하는 농사를 경작하다보니 10년, 20년이 경과하자 토양은 미량영양소의 결핍으로 병들게 되었다.

사람이 병이 나면 병원을 먼저 찾지만, 토양이 병들면 농약 사용량만 늘어난다. 90년대는 60년대에 비해 농약 사용량이 14배로 늘어났다. 거기에서 생산한 식물을 먹은 지 20년이 경과하자 세포막이 약해지고 뼈의 골세포(骨細胞)도 약해지게 되었다. 그 결과가 지금 많아지고 있는 암, 당뇨, 관절염이다. 미네랄의 연구가 비타민보다 앞섰다면 관절염과 같은 고질병들이 이렇게 많아지지는 않았을 것이다.

우리 몸에는 우리가 잘 알고 있는 칼슘이나 철분만이 필요한 것이 아니고, 수십 가지의 미네랄을 필요로 하고 있다. 이 중에 한두 가지의 미네랄만 부족해도 여러 가지 질병을 일으킬 수 있다는 것이 미국의 분자교정의학(Orthomolecular Medicine)의 학설이다.

미네랄 중에서도 생식기에 크게 관여하는 미네랄은 아연(Zinc)이다. 우리 몸에 들어 있는 아연은 한 돈(3.75g)의 무게도 안되는 3g이다. 그러나 이것이 탄수화물의 대사에 필요한 인슐린의 구성성분으로 작용하고, 단백질 합성과 체내 70여 가지 효소 생산에도 관여하고 있다. 아연의 결핍현상이 일어나면 성적능력이 약해지고, 피부가 거칠어진다. 그리고 질병에 대한 저항력도 떨어진다. 성인 1일 권장량은 10~12mg이다 (2000년 식품영양학회 발표).

6. 옥타코사놀(Octacosanol)

옥타코사놀은 미국 일리노이대학 Physical Fitness 연구소 이사인 글레이튼 박사에 의해 소맥배아유에서 생리활성물질로 발견되었다.

1926년 소맥배아유가 소의 생식장애를 치료할 수 있었다.
1937년 사람에게도 동일한 효과가 있다는 것이 발견되었다.
1949년 소맥배아유에서 추출한 옥타코사놀을 매년 800~900명을 대상으로 해서 20년간 연구가 진행되었다. 여기에서 밝혀진 것이

1) 내구력, 정력증강, 체력증진
2) 반사작용, 예민성 향상
3) 스트레스에 저항력 향상
4) 성호르몬의 자극, 근육경련의 감소
5) 수축기 혈압의 저하
6) 심·근을 포함한 근육기능의 향상
7) 기초대사유의 향상

글레이튼 박사는 이런 종합적인 연구결과를 분석했을 때

옥타코사놀이 근육 및 인체의 에너지 생성과 다양한 작용을 하고 있음을 확인할 수 있었다고 했다.

국내에서는 옥타코사놀이 동맥경화의 예방과 치료용으로 사용되지만, 그 중에서도 특히 스태미나용으로 많이 사용되고 있다.

옥타코사놀은 금보다 비싼 물질로 알려져 있고, 껍질에 주로 함유되어 있지만 그 중에서도 포도껍질에 더 많이 함유되어 있다. 마늘, 로얄제리, 누에가루, 아연 등으로 기력을 높여주는 「스템-원」제품에 옥타코사놀을 첨가시키고부터 더 좋은 반응을 얻게 되었다.

옥타코사놀은 혈관의 확장으로 심장질환, 고혈압 등 다양한 성인병에도 효능이 있지만, 그 중에서도 정력을 강화시켜 주는 데 더 좋은 반응이 있었다. 「스템-원」에 「바이오폴렌」을 첨가시키면 기력과 정력을 높여주는 데는 금상첨화(錦上添花)라고 할 수 있다.

8
꿀벌과 화분

1. 꿀벌과 화분

　꿀벌의 활동 범위는 반경 2km이지만, 1km이내 꽃들이 있을 때 수밀력(收蜜力)이 높다. 꿀벌이 나가서 꽃샘에서 화밀을 채취하여 올 때는 자당 성분이지만, 이것을 서서히 포도당과 과당으로 전환시킬 때는 화분도 필요하다. 꿀에 화분 입자(粒子)가 많을 때 전환이 더 잘 된다.

　꿀벌이 일을 하고 벌통 안으로 들어올 때 꿀과 화분을 같이 가지고 오는 일은 없다. 꿀을 가지고 올 때는 꿀만, 화분일 때는 화분만을 가지고 온다.

　화분의 양이 많을 때는 몸무게의 절반(50mg)까지 가지고 온다. 이것을 채취하기 위해서는 수백송이의 꽃을 찾아 다녀야 하고, 그 거리만도 상당한 거리이다.

　인간이 그만한 일을 해낼 수 있을까 하는 데는 의문이 생긴다. 사람은 자신의 몸무게 절반인 30~35kg의 짐을 지고 마라톤 선수와 같이 뛸 수는 없다. 벌은 시속 25km의 속도로 하루에도 수십 km씩 날아다니면서 일을 한다.

　벌이 일하는 것이 지나칠 정도로 열심인 것을 보면 무엇 때문에 저렇게 힘들게 일을 할까? 생존과 번식을 위해서 하는 일이지만, 꿀은 생존을 위한 영양이고, 화분은 생존보다 번식을 위한 영양소이다. 유봉(幼蜂)들이 화분을 먹고, 인후에서 분비된 로얄제리(Royal Jelly)를 유충(幼蟲)에게 3일간 먹인다. 그 이후부터는 화분을 주어서 21일(알에서 출방까지)만에 일벌로 태어난다. 일벌로 이름이 붙여진 것도 일을 잘 하기 때문이다.

사회가 문란해지고 범죄가 성행하는 것은 일하지 않고 살아보겠다는 안일한 생각과 한순간에 일확천금을 쥐어보겠다는 한탕주의 때문이다. 이런 것들이 우리 사회를 병들게 하고 있다. 내게 주어진 지금의 시간이 내게 가장 중요한 시간이라고 생각하면 시간을 함부로 허비할 수 없다. 우리가 존재하는 것도 이 시간이 있기 때문이다.

내 자신이 지금 하고있는 이 일을 사랑하는 내 자식이 또한 배운다고 생각하면 나의 삶은 진지해질 수밖에 없다.

사람은 개미에게도 배울 것이 있지만, 꿀벌에게 배울 것은 너무나 많다.

2. 꿀벌은 왜 침을

꿀벌이 꽃 수정에 도움을 주고 그 대가로 가지고 오는 것이 화밀(花蜜)과 화분(花粉)이다. 화밀은 감미(甘味)가 있고, 열량이 높다. 화분은 5대 영양소 외에 효소까지 갖고 있는 영양의 보고(寶庫)이고, 영양소의 집합체이다. 이러한 물질을 가지고 있다면 이것을 탐하는 자가 있게 되고, 그것을 취하려고 하는 약탈자가 있게 마련이다. 그 중에서 가장 심한 약탈자가 인간이고, 곤충으로는 풍뎅이가 있다.

　수백 송이의 꽃을 찾아다니면서 채취한 것을 상대에게 공격 한번 가하지 못하고 고스란히 빼앗긴다고 하면 하나님의 창조 섭리에도 위배될 수 있다. 그래서 벌이 약탈자에게 보복할 수 있는 무기로 벌 독과 침을 갖게 했다. 인간에게는 고통과 후유증(붓는 것과 가려움)을 남겨 놓았고, 풍뎅이(꿀을 도둑질 하는 곤충)에게는 살상의 무기가 된다.

　자연을 다스리고 지배할 수 있는 권한을 주었는데 그런 인간에게 해를 주는 것을 그대로 용납할 수 없는 것이 또한 하나님의 뜻이다. 인간을 공격한 벌에게 주는 대가는 침을 쏘면 침만 빠지게 하는 것이 아니고 꽁지부위까지 빠지게 해서 죽게 만들었다. "칼을 쓰는 자 칼로 망한다"고 했듯이 침으로 해치려고 할 때는 반드시 침으로 망하게 하는 것이 하나님의 섭리이다.

　독(毒)도 잘만 쓰면 약이 된다. 봉독에는 페니실린보다 1,000배나 강한 살균력을 갖고 있다. 이것을 채취하여 류마티스 관절염과 신경통 치료제로 개발된 주사약도 나와 있다.

　국내에서 봉독(蜂毒) 생산은 광주에 계시는 최대봉 선생(유밀농원 봉독산업(주), Tel. 062-652-1686)이 전문적으로 하고 있다. 직접 생산한 봉독을 400여개의 국내 병원에 공급하고 있고, 남은 전량은 수출하고 있다.

　우리 선조들은 벌을 영충(靈蟲)이라고 했다. 영충의 뜻 안에는 벌이 가지고 온 물질을 인간이 잘 활용하면 만병을 다스릴 수 있다는 내용도 포함되어 있다.

모든 병은 혈의 혼탁과 면역력 약화에서 온다. 혈의 혼탁은 프로폴리스가 해결해주고, 면역이 약한 데는 화분이 해준다. 이것으로도 안되는 것은 염증성 질환이다. 여기에는 봉독이 친절한 해결사 노릇을 한다.

벌은 화분 매개(媒介)로 농산물의 증수(增收)를 가져다주고, 벌통 안에서 생산되는 것은 인류의 건강을 위해 공헌하고 있다. 인간의 입장에서 보면 공헌하는 것이 되고, 벌의 관점에서 보면 약탈당하는 것이 된다. 그래서 벌은 그들의 생명과도 같은 식량을 지키기 위해 침을 갖게 된 것이다.

3. 나방도 화분을 좋아한다

동물이나 곤충이 특별히 좋아하는 것이 있다면 거기에는 해가 없고 인체에 유익한 물질이 들어 있다고 생각하면 된다.

풍매화와 충매화의 이용 매체

구 분	매 체	종　　　　류
풍매화	바 람	적송, 삼나무, 소나무, 은행나무, 오리나무, 밤나무, 갯버들, 한삼덩굴, 쑥, 벼, 옥수수, 돼지풀, 참나무
충매화	벌	유채, 찔레, 귤, 토끼풀, 벚꽃, 사과, 복숭아, 살구, 홍무사, 채송화, 호박
	나 비	개미자리, 박, 백합, 유채
	나 방	나팔꽃, 박, 달맞이꽃, 난, 선인장, 고추꽃

167

중국 최고의 약용서인 신농본초경(神農本草經)에는 음양(淫羊)이 특별히 좋아하는 풀이 있었는데, 알고 보니 그 풀이 스태미나를 높이는 풀이어서 음양곽(淫羊藿)이라 했다.

벌이 화분을 좋아하는 것은 다 아는 사실이지만, 벌 못지않게 좋아하는 것이 나방이다. 해가 지면 활동하기 시작하는 나방들은 화분 냄새를 잘 맡고 채취해둔 화분이나 꽃을 찾아 다니다가 화분입자에 알을 낳는다. 거기에서 부화되었을 때는 식량은 자동적으로 해결되는 이점도 있다.

벌들이 다리에 뭉쳐서 가져오는 화분의 중량은 20~30mg 이지만, 이것을 갖고 오기까지는 200~500송이의 꽃을 찾아 다녀야 한다. 벌들이 하루에 일할 수 있는 횟수는 10~12회이고, 일할 수 있는 기간은 1개월 정도이다.

양봉가라면 화분 하나하나를 너무 소중히 여긴다. 자신의 노력은 별로 없어도 벌들이 힘들게 가지고 왔다는 것을 너무나 잘 알고 있기 때문이다. 농민이 마당을 쓸다가 콩알 하나가 땅에 떨어져 있어도 그냥 쓸지 못하고 줍는 것도 거기에는 땀의 대가가 들어 있기 때문이다.

필자가 알고 있는 양봉가 한 사람은 종업원이 소비장(벌집채)을 거칠게 다뤄 벌집 안에 들어 있던 화분이 땅에 떨어지면 화분이 곧 벌이라는 것을 상기시키고, 벌 몇 마리가 없어졌다고 호되게 꾸짖었다. 화분을 채취하다보면 채취기 안에 벌의 다리가 떨어지고 날개가 떨어진 것을 볼 수 있다. 이것은 작은 구멍으로 통과할 때 화분 덩어리가 떨어지면서 간혹 발생하게 된다.

마하트마 간디가 화분 채취하는 과정을 보았다면 화분 역시 먹지 않았을 것이다. 우유를 채유하는 것도 동물을 학대하는 것이라 생각하고 우유를 마시지 않았던 사람이 간디이다.

4. 토종꿀이 좋은 이유

화분의 영양을 알지 못하였을 때는 토종꿀이나 양봉꿀은 별 차이가 없고, 있다면 토종꿀은 1년에 한 번 채밀하기때문에 수분이 적고 여러 꽃의 꿀들이 혼합되어 있어서 단일종의 양봉꿀보다 더 좋을 수 있다는 생각을 했다. 그리고 벌통 안에서 수개월간 숙성되었기 때문에 효소 성분이 많은 것도 차이점이 될 수 있다고 생각해 왔다. 그러나 화분에 대한 것을 알고부터는 생각이 달라졌다.

꿀 속에 화분이 얼마나 들어 있느냐에 따라 꿀의 효능은 달라질 수 있다. 꿀 속에 화분이 많이 들어 있어도 육안으로 잘 보이지 않는 것은 화분의 입자가 20~30μg(1μg은 100만분의 1g)으로 미세하기 때문이다. 이 정도의 크기는 눈에 들어가도 표가 잘 나지 않는다.

일본의 벌꿀 연구가 나까야마씨에 의하면 자운영 꿀 1g 속에 11만개의 화분입자가 들어있다(1952년)고 했다. 일반 화분과 꿀 안에서 오랫동안 성숙된 화분과는 많은 차이가 있다. 성숙된 화분 속에는 자당을 과당이나 포도당으로 전환시킬 수 있는 인버타제(Inbertase)와 항암효과가 있는 것으로 알려진 카탈라아제(Catalase)가 다량 함유되어 있다.

양봉꿀보다 토종꿀에 화분의 입자가 더 들어있는 것은 양봉꿀은 채밀기(꿀을 따는 기계)에 의해서 꿀을 채취하지만, 토종꿀은 벌집을 부셔서 꿀을 얻고 있기때문이다. 이때 벌집 속에 들어있던 화분의 입자들이 떨어지면서 함유될 수 있다. 벌집 속에서 오랫동안 성숙된 화분은 산삼(山蔘)의 효능보다 더 높다고 보는 것이 필자의 견해이다.

1975년 겨울에 있었던 일이다.

우리 집 둘째 아이가 만성장염으로 오랫동안 설사가 멎지 않았다. 하루에도 수없이 설사를 했고, 교통이 불편한 시골에서 시내에 있는 병원까지 매일 업고 다니며 한 달간 치료를 받았지만 만성장염이기 때문에 잘 낫지 않는다고 했다.

화분이 만성장염에 좋다는 것을 「養蜂界(東亞養蜂園에서 매월 출간되고 있는 양봉전문잡지)」를 통해서 알고는 있었지만 화분을 구할 수가 없었다. 화분 채취기가 어떻게 생겼는지도 몰랐고, 시험용으로 그물을 벌통 앞에 대고 소량으로 채취하는 양봉가도 전국적으로 몇 사람이 되지 않았을 때다.

화분을 생산할 수 없는 겨울이다 보니 생산하지는 못하고 생각해 낸 것이 벌집 안에 들어있는 화분을 뽑아내기로 했다. 귀이개로 조금씩 뜯어낸 것이 큰 숟가락 하나 분량을 얻는 데는 추운 창고에서 1시간 이상 작업을 해서 얻은 양이다. 이렇게 적은 양이지만 이것을 3~4일 먹이고 나니 그렇게 심하던 설사가 멎었다. 이 사실을 2년 뒤 양봉학술세미나 때 사례발표도 한 바 있다. 이러한 것이 화분을 더 깊이 있게 연구할 수 있는 계기가 되었다.

"시중에서 벌집 채 팔고 있는 토종꿀이 모두 진꿀입니까?" 하고 문의해온 사람들이 있었다. 그때마다 "알 수 있는 방법은 한 가지 있습니다. 벌집 속에 화분이 들어있는 화분방이 몇 개라도 보이면 오랜 기간을 두고 채취한 꿀이지만, 그것은 보이지 않고 100% 꿀로만 채워져 있으면 그런 것은 10일 안에 인위적인 방법으로도 만들어 낼 수 있습니다"하고 일러준 적이 있다.

이 글을 보고 믿을 수 있는 토종꿀이라면 아무리 비싸도 구입해서 먹겠다는 사람도 있을 수 있다. 같은 분량의 토종꿀 값이 양봉꿀 값의 배 정도이면 수긍이 가지만, 그 이상이면 소비자들이 손해본다는 생각이 든다.

필자가 봉산물의 전문가로 인정을 받고 있지만, 양봉꿀이나 토종꿀을 가지고는 병을 낫게 하지는 못한다. 그러나 화분(Pollen), 프로폴리스(Propolis), 로얄제리(Royal Jelly)를 갖고는 여러 가지 병들을 낫게 할 수 있다. 이 속에는 치유적인 물질과 고단위 영양성분이 들어있기 때문에 다양한 질병들을 치유케 하는 것이다.

5. 경주마(競走馬)에 화분이 어떨까?

5. 경주마(競走馬)에 화분이 어떨까?

경마장의 간부직원으로부터 경주마에게 화분을 먹이면 어떨까 하는 질문을 받았다. 경마에서 우승을 하게 되면 돈이 몇 천 만원씩 들어오기 때문에 각자가 알고 있는 방법은 다 사용하게 되고 남에게 노출시키지 않는다고 한다. 성적이 저조하던 말이 갑자기 좋은 성적을 내면 말에 특수 처방을 사용하지 않았나하고 다들 신경을 곤두세운다고 했다. 말에도 운동선수와 똑같은 약물검사를 하기 때문에 임의로 아무 약이나 사용할 수 없고 식품과 관계되는 것이면 다 사용할 수 있다고 했다.

대화를 나누는 가운데 70년대 인공화분을 만들어 벌에 줄 때와 유사하다는 생각을 했다. 자연화분이 들어오지 않고 벌을 번식시켜야 할 때는 인공화분을 만들어 준다. 여기에 주원료는 효모이고, 그 외에 탈지분유, 감자가루 등이 들어갔지만 인삼을 넣는 사람도 있었다. 벌도 칼슘이 필요하다 해서 칼슘정제를 구입해서 가루로 만들어 혼합시키기도 했다. 인간이 알고 있는 모든 지식을 다 동원해서 만들어 주었지만, 자연화분에는 못 따라간다는 것을 알고부터는 봄에 채취한 화분을 잘 보관해 두었다가 개화기 전인 2~3월에 벌통 안에 넣어준다.

어느 양봉인 한 분은 특수 비방인데 남에게 이야기 안하겠다고 하면 알려주겠다고 했다. 그렇게 하겠다 하고 알게 된

일간스포츠 1981년 11月 11日 (水曜日)

올림픽 金메달 따려면
꽃가루를 服用하라

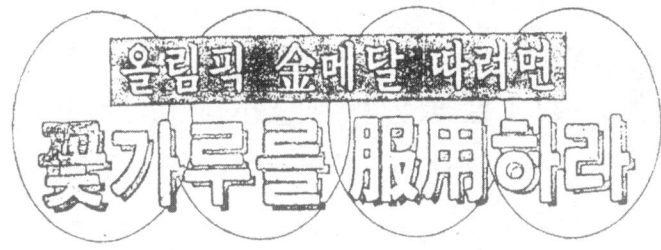

歐美와 蘇서 스태미너食으로 脚光

選手들 체력감소 막아

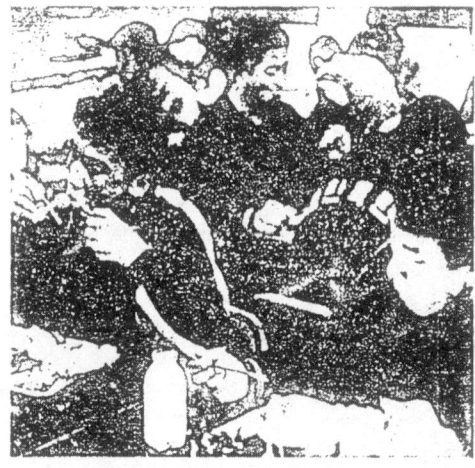

○운동선수들이 먹는 식사는 복지관리에 알맞도록 최신의 영양식이 제공된다. 선진국에서는 꽃가루가 영양식으로 공급된다.

핀란드도 食單에 넣어 큰 成果
72년 뮌헨 五輪서 金39개 따내
日선 競走馬에 먹여 大會서 우승도

173

것은 삶은 달걀노른자를 가루 내어서 혼합시키는 처방이었다. 이미 실시하고 있었던 것인데 그분은 자기만 알고 있는 비방인 줄 알고 이야기했던 것이다.

말의 우승에 따라 집 한 채가 왔다 갔다 하면 말에 특수 비방을 사용하게 되는 것은 너무나 당연하다. 일본에서는 출전하기 10일 전부터 화분을 먹여서 3등 입선도 어렵던 말이 우승을 해서 놀라게 했던 일이 있었다.

화분의 진가를 더욱 높였던 것은 1972년 뮌헨올림픽 때 동구권에서 극비로 운동선수들에게 화분을 먹였다는 사실이 밝혀지면서이다. 이후 1976년 몬트리올올림픽에서 금메달을 획득한 스티븐 리딕 선수는 꽃가루를 우유와 채소즙에 넣어서 먹었다고 했고, 그 외에 많은 선수들이 화분을 사용하고서 좋은 성적을 얻었다.

시골에 있을 때 개밥에 화분을 넣어 준 적이 있었다. 그렇게 1개월만 먹이면 털에 윤기가 흐른다. 개의 무게가 10kg이면 어른의 5분의 1을, 5kg이면 10분의 1만 주면된다.

80년도에 양봉협회 유영수 사무국장에게 양봉협회에서도 국가대표선수들에게 화분을 공급시키면 좋은 성적이 나올 것인데 왜 하지 않느냐 했더니 "왜 하지 않았겠어요? 태릉선수촌에 있는 국가대표선수들에게 화분을 주었다가 알레르기 반응 때문에 혼이 났다"고 했다. 그때 준 화분의 색깔이 노랗고 붉고 해서 좋은 화분을 준다고 준 것이 옻나무 화분만을 주어서 그런 결과가 발생했을 것이라고 일러준 적이 있다.

그때의 영향인지는 몰라도 화분이 30% 이상이 들어간 화분가공제품에 한해서는 '화분에 대하여 알레르기가 있는 사람은 섭취 시 주의를 필요로 합니다' 라는 문구를 필히 넣게 했다. 화분을 20년간 취급하였고, 10년 동안은 매년 1~2톤의 화분을 판매해 왔다. 화분을 씹어만 보아도 무슨 화분이라는 것을 판별할 정도이다. 그렇지만 화분의 알레르기는 옻나무 화분 이외에는 없다. 그런데도 그 문구를 꼭 넣어야 하는 것을 보면 그때 옻나무 화분으로 인한 결과일 수도 있다는 생각을 하게 된다.

현재 화분에 대한 알레르기 주의 표시문구는 화분가공제품이 알레르기가 있는 사람에게 영향을 미치는 근거가 없다는 이유로 2003년 식품 표시기준 개정 시 삭제되었다.

6. 꿀벌이 갖고 오는 국내 화분

꿀벌이 갖고 오는 국내 화분

식 물 명	개화기(월)	적용되는 질환
매 화	2~3	해독작용이 있고, 갈증을 해소
오 리 나 무	3	장염, 혈변, 변비
갯 버 들	3	해열, 이뇨
유 채	3~4	비장을 튼튼하게 하고, 이뇨, 해열, 해독작용
산 수 유	3~4	간과 신장을 보한다. 요통, 관절통, 몽정, 식은땀 나는 데
진 달 래	3~4	월경불순, 타박상, 고혈압
살 구	4	산후조리, 류마티스 관절염, 간질
벚 나 무	4~5	숙취해소, 기침, 담을 제거, 피부염
복 숭 아	4~5	긴장을 풀어주며, 스트레스 해소에 효과
민 들 레	4~5	해열, 소염, 이뇨, 간염
뱀 딸 기	4~5	해열, 천식, 인후염
신 갈 나 무	4~5	장염, 이질, 해독, 변비
으 름	4~5	이뇨, 진통, 혈액순환
애 기 똥 풀	4~5	암, 간염, 기관지염, 간경화, 피부염

식 물 명	개화기(월)	적용되는 질환
자 운 영	4～6	기침, 인후염, 이뇨
골 담 초	5	신경통, 통풍
소 태 나 무	5	소화불량, 위염, 장염
찔 레 꽃	5～6	비타민C가 많고 허약체질, 기관지염, 신장염
쥐 똥 나 무	5～6	허약체질, 신장이 약한 데, 식은땀
산 딸 기	5～6	허약체질, 소변이 잦은 사람
돌 나 물	5～6	급만성간염, 황달, 기관지염
씀 바 귀	5～6	해열작용, 폐렴, 간염, 골절
꿀 풀	5～7	간염, 이뇨, 소염
다 래	6	소화불량, 장염, 황달, 간염
가 죽 나 무	6	십이지장궤양, 만성위염, 장염
밤 나 무	6	골절, 타박상, 혈변
개 다 래	6	중풍, 신경통, 요통
옻 나 무	6	어혈, 심장의 압통
개 옻 나 무	6	어혈제거, 살균
광 대 싸 리	6	류마티스, 신경통, 관절염
치 자 나 무	6～7	미열을 없애고 이뇨작용이 강함
잇꽃(홍화)	6～7	만성관절염, 요통, 생리불순
개 망 초	6～7	해열, 건위, 해독작용
엄 나 무	6～7	관절염, 신경통, 타박상
자 귀 나 무	6～7	신경쇠약, 신경불안, 불면증, 타박상
옥 수 수	6～8	이뇨, 복수, 고혈압, 간염
구 기 자	6～9	허약체질, 양기부족, 신경쇠약, 만성간염
산 초 나 무	7	소화불량, 위하수, 치통
회화나무(회나무)	7	토혈, 변혈, 치혈, 임파선염
도 라 지	7～8	기침, 기관지염, 천식
쑥	7～8	몸이 냉하면서 잦은 소화불량, 만성간염, 식욕부진
층 꽃 풀	7～8	진핵, 거담, 백일해, 기관지염
붉 나 무	7～8	기침, 인후염, 두통, 전간
광나무(여정실)	7～8	근육과 뼈를 튼튼하게 하고, 신경쇠약, 이명
두 릅 나 무	7～8	류마티스, 간염, 당뇨
백 합	7～8	폐결핵, 정신불안
무 궁 화	7～9	기관지염, 인후염, 장염
해 바 라 기	8～9	눈에 좋고, 도통, 부종
더 덕	8～9	인후염, 폐농양, 유선염
오 가 피	8～9	관절염, 류마티스, 요통, 각기
환 삼 덩 굴	8～9	빈뇨, 방광결석, 폐결핵
고 들 빼 기	9	염증성 열, 편도선염
코 스 모 스	9～10	신장이 허하고 육체피로가 심한 데
향 유	9～10	두통, 설사, 전신부종, 창독
와송(바위솔)	9～10	간염, 습진, 암
국 화	10～11	두통, 어지러움, 고혈압, 위염, 장염
동 백	12～3	토혈, 월경과다, 지혈작용

[두리원]

7. 몸이 가벼워야

"몸이 가볍다는 것은 몸에 독소가 없다는 것이고, 독소가 없다는 것은 몸에 습(濕)이 없다는 것이지요, 습만 없애주면 모든 병이 낫게 되어 있습니다. 저는 벌에 대해서 잘 알지는 못하지만 벌이 가볍게 잘 날아다니는 것은 몸에 습이 없기 때문입니다. 벌이 생산한 화분도 습을 없애줄 것이라고 여기고 두리원에서 나온 화분제품을 사용해 보았는데 효과가 너무 좋아서 두리원 제품들을 취급하기로 했습니다."

이 이야기는 대전에서 고려약국을 운영하시는 곽경옥 약사의 이야기이다.

"너무 좋은 착상입니다. 모든 기능성식품이나 약재는 성분을 알고 약리작용을 일아서 병을 고치는 것으로 되어 있지만, 자연의 생태계 원리만 잘 알아도 병을 고칠 수 있습니다. 퇴비가 들어가지 않으면 생산할 수 없는 마늘이 우리 몸에 안 좋을 수가 없고, 식물이 상처를 입었을 때 바이러스나 세균을 죽이기 위해서 내는 진액물질은 우리 몸에 들어와도 동일한 효과를 나타냅니다."

화분은 식물의 번식을 위한 생식세포이므로 식물들은 이 꽃가루를 보호하기 위해 꽃잎으로 오목하게 주위를 감싸서 비·바람, 먼지 등으로부터 최대한 보호하고 있다. 식물들이 그렇게 귀하게 여기는 화분 속에는 다양한 영양소가 들어있다. 벌들은 이것을 채취해서 유충을 키우고, 2~3 일된 어린

벌들은 이것을 먹고 인후(咽喉)에서 로얄제리를 만들어 낸다.

한의학에서는 모든 병은 습(濕)과 풍(風)이 만들어 낸다고 했다. 자연의 식물 중 최고의 영양소들을 갖고 있는 화분에서 이런 것을 막을 수 없다면 도리어 이상하지 않을까 하는 생각이다.

우리가 학교에서 달걀은 완전식품이라고 배웠다. 닭이 마음대로 다니면서 벌레까지 잡아먹고 항생제 구경도 못하고 낳은 달걀은 완전식품이라고 표할 수도 있겠지만, 몸 한 바퀴 제대로 돌릴 수 없는 좁은 닭장 속에서 항생제를 탄 물을 먹어가면서 낳은 달걀을 완전식품이라고 할 수는 없는 것이다.

화분은 5대 영양소 외에 인간이 필요로 하는 모든 영양소를 다 갖고 있으므로 완전식품이라고 할 수 있다. 완전식품에는 경작지에서 얻을 수 없는 특수성분까지 들어 있다. 이러한 식품을 장기간 사용했을 때 우리 몸에 있는 습과 풍도 제거하게 된다.

8. 생화분과 배 아픈 사람

80년도 후반 미국에 계시는 염태환 박사(한의학, 前 경희대 교수)께서 사람들에게 생화분을 주었을 때 배 아파하는 사람이 80~100명 가운데 1명 정도 있는데, 한국에서는 몇 명 정도 있을 수 있느냐는 문의가 있었다. 한국에서도 그 정도의 숫자는 나올 수 있다고 대답해준 적이 있었다. 생화분을 먹고 배 아파하는 사람이 해가 거듭할수록 점점 많아져 지금은 10~15명 가운데 1명 있을 정도이다.

우리 가족은 5명이다. 이중 객지에 나가 있는 딸이 생화분을 공복에 먹으면 배가 아프지만, 식후에 바로 먹었을 때는 그러한 증세가 없다고 했다. 식후, 식전 가리지 않고 아픈 사람에 비하면 그래도 가벼운 측에 속한다.

양봉경력 30년이 넘는 서일수 씨(부산)도 식후나 식전 생화분만 먹으면 배가 아파서 못먹는다고 했다. 100% 현미식을 했을 때 배 아파하는 사람이 있듯이 고강도 섬유질의 껍질이 위벽과의 마찰로 소화과정에서 오는 이러한 배 아픈 것도 일종의 알레르기가 아닐까 하는 생각이다.

생화분을 먹고 배 아파하는 사람들이 점점 늘어나다 보니 직원들은 생화분 판매하는 것을 두렵게 여길 정도이다. 그러나 가공된 제품에서는 그러한 증세가 없다. 10마력의 분쇄기로 미세하게 분쇄하였을 때는 화분의 껍질 중 15%가 파괴된다.

화분 껍질의 분쇄에 따라 배 아픈 비율

생화분과 분쇄화분		껍질파쇄비율	배 아파하는 사람	증 세
생화분	80년대	0%	80~100명중 1명	심한 통증
	90년대		40~50명중 1명	
	2000년대		10~15명중 1명	
일반 분쇄		15%	150명중 1명	가벼운 증세
고마력 분쇄		30%	300명중 1명	가벼운 증세
세라믹 분쇄		80% 이상	800명중 1명	아주 가벼운 증세

「두리원」

여기에 소화를 도와줄 수 있는 유산균과 효소제가 들어가면 그러한 증세는 거의 나타나지 않는다.

배가 아픈 증세가 없다고 해서 최고의 제품을 만들었다고 자부할 수는 없다. 피막을 어느 정도 파쇄하느냐 하는 것이 가장 중요한 관건이다.

대형 분쇄기로 분쇄한 뒤 2차로 세라믹볼과 볼을 마찰시켜 분쇄하는 방법을 적용하면 껍질의 80% 이상을 분쇄할 수 있다. 화분의 껍질을 80% 이상 분쇄할 수 있다는 것은 화분 가공에 있어서는 하나의 혁신이라고 할 수 있다.

9
우울증, 불면증 쉽게 낫는다

1. 우울증의 발병

1) 나의 잘못

　내가 그때 그러한 실수만 하지 않았다면 이런 고통은 당하지 않았을 것인데 하고 후회하는 사람들이 많다.

　한 주부는 딸이 다른 아이들에 비해 멋 내기를 좋아했다고 한다. "고등학생이 무엇 때문에 그렇게 좋은 옷을 입으려고 하느냐"하면서 나무랄 때가 많았다고 했다. 지난번에 신 옷도 한 번 입고 그대로 두고 있는데 왜 또 옷을 사려고 하느냐고 잔소리를 하다보니 엄마를 미워하게 됐다. 거기에 아버지까지 꾸중을 하자 딸은 집이 지긋지긋하다면서 가출을 해버렸다. 6개월이 지나도록 소식이 없자 그때부터 정신적인 고통이 왔다고 했다.

　친구 아이들이 대학에 들어가는 것을 보면 우리 딸도 집에 있었으면 대학생이 되었을텐데 하고 그때 너그럽게 대해주지 못한 것이 후회스럽고 딸만 생각하면 머리가 아프고, 잠이 잘 오지 않는다고 했다.

　한 사람은 사위가 하는 사업에 보증을 안설 수 없어서 섰다가 부도를 당하는 바람에 집을 잃게 되자, 보증만 그때 안섰으면 이 꼴이 안되었을 것인데 하고 지난 일을 생각하다보니 우울증이 왔다는 사람도 있었다.

사위때문에 패가망신한 사람들을 간혹 볼 수 있다. 그들을 볼 때마다 생각나는 것은 좋은 사위는 일류 대학 출신자가 아니고, 처가에 가서 사업관계 등으로 돈 이야기하지 않는 사위가 좋은 사위이다.

일등 사위는 처가에 자주 찾아가고, 가지 못할 때는 안부전화라도 해주고, 갈 때는 빈손으로 가지 않고 장인, 장모 좋아하는 것 사들고 가는 사위이다. 거기에다 처가가 어려울 때 물질적으로 도와줄 수 있는 사위이면 진짜 일등 사위이다.

자기 아내 사랑하지 않는 남편이 처가에 자주 찾아가면 그는 사기꾼에 가까운 사람이고, 바람피우고 자식 돌볼 줄 모르는 아내 두고 처갓집 도와주는 사람은 골 빈 사내가 아니면 정신이상자이다.

2) 사회와 타인에 대한 원망

외자가 국내 은행보다 이자가 싸고, 환율의 변동이 없을 때는 외자를 유치해서 공장을 세우는 것이 유리했다. 폐품을 처리하는 중소업체의 L사장은 수완능력이 좋아서 남들이 받기 어려운 외자를 받아 공장을 지을 때는 연 이자가 5% 밖에 되지 않아서 주위 사람으로부터 부러움을 사기도 했다. 사업도 그런대로 잘 되어서 외자도 조금씩 갚아나갈 때 IMF를 당했다. 환율이 800 : 1 할 때 빌린 돈이 갑자기 1500 : 1 로

껑충 뛰었고, 돈을 갚으라는 독촉이 잦자 결국 부도를 내고 말았다.

L사장은 자기는 사업을 잘해왔는데 정치인들이 정치를 못해서 IMF를 맞게 되었고, 그것이 결국 자신을 망하게 했다고, 한 사람이 있어도 불평, 몇 사람만 모여도 비판하는 습관을 버리지 못하더니 결국 신경과 약을 먹는다는 소리를 듣게 되었다.

당신이 그렇게 좋은 것이 있으면 도와줄 수 있지 않느냐? 하겠지만 공짜로 병이 낫는 확률은 아주 미미하다. 내 자신이 그것만 먹으면 병이 나을 것 같은 생각이 들면 성의를 다해서 먹는다. 그렇지만 마음에도 없는 상태에서 공짜가 들어오면 그것은 거의 먹지 않고 팽개쳐 버린다. 이런 사람에게는 어떤 명약이 있어도 효과를 얻지 못한다.

내 자신이 보고 싶어 구입한 책들은 거의 다 읽게 된다. 구입한 책 가운데 내용이 너무 빈약한 책은 읽는 그 자체가 시간 낭비라는 생각이 들어도 지불한 돈이 아까워 목차만이라도 읽는다.

기증받은 책들은 거의 읽지 못하고 그대로 둘 때가 많다. 이것은 책에 비유해서 한 이야기이지만, 기능성식품이나 약도 이와 유사하다. 먹고 싶어도 돈이 없어서 못 먹는 사람에게 주면 그 사람은 성의를 다해서 먹기 때문에 분명히 효과를 얻는다.

타인이나 사회적 흐름에 의해서 병이 왔어도 '세상살이 하다보면 이런 일도 있고, 저런 일도 있을 수 있다'는 너그러운 마음으로 살아가는 사람에게는 정신질환이 올 수 없다. 이런 사람에게는 이러한 이야기가 자신의 이야기가 아니고 모두 남의 이야기가 된다.

2. 마음의 병이 증상을 만든다

친구로부터 듣기 싫은 소리를 들었거나 마음에 언짢은 일이 생기면 밥맛이 없어진다. 밥맛이 없다 해서 그대로 먹지 않으면 일어나기가 어렵다. 빨리 일어나기 위해 억지로 먹고 나면 배가 아파오는 경우가 있다. 이것은 뇌에서 음식물 공급을 하지 말라는 신호로써 식욕을 잃게 만든 것이다. 그런데도 음식물이 들어가면 뇌에 있는 감정의 중추가 작동해서 자율신경을 통해 위를 수축시킨다. 그러면 배에서는 가벼운 통증이 나타난다.

인간은 마음과 정신을 분리해서 생각할 수 없듯이, 정신과 뇌를 달리 생각할 수 없다. 그래서 마음의 병이 정신으로 오게 되고, 정신의 병이 육체로 나타난다.

우울증에서 올 수 있는 것이 두통이다. 두통이 심하면 하루에 한두 번은 신경안정제를 먹어야 한다. 먹지 않으면 두통은 말할 것도 없고 가슴까지 두근거린다. 그 다음이 어깨의 뻐근함이다. 이것은 흡사 누구에게 맞은 것 같은 기분이다. 그때 누가 주물러주면 한결 시원하다. 이것도 해주던 사람이 해주어야 시원하지, 다른 사람이 하면 시원하지 않다. 남편이 주물러 주다가 자식이 하면 시원하지 않다. 주물러 줄 때도 요령과 애정을 가지고 해줄 때가 더 시원하다.

그 외에도 현기증이나 불면증이 오고, 성욕도 떨어진다. 성욕이 없다는 것은 몸이 나른하고 피곤하다는 뜻이다. 남성은 피곤만 없으면 성욕은 자연히 생기게 된다.

두통 다음으로 오는 것이 식욕을 잃는 것이다. 아무리 맛있는 음식이 있어도 포식할 정도로 먹고 싶은 생각은 추호도 없다. 그래서 우울증을 오래 앓은 사람치고 뚱뚱한 사람이 없고, 바람이라도 세차게 불면 곧 날려갈 것처럼 말라있다.

몸에 정상적인 영양공급이 없을 때 허약해지듯이, 두뇌에도 정상적인 영양공급이 없으면 우울증과 불면증이 온다. 필자의 말이 정 믿기 어려우면 1년 작정을 하고 현미식을 하면 알 수 있게 된다. 가벼운 증세는 그 기간에 나을 수 있고, 심한 사람도 효과는 분명히 느낄 수 있다. 그것이 어려우면 봉산요법(蜂産療法)을 해보면 분명히 낫게 된다. 가벼운 사람은 4~6개월, 심한 사람도 7~8개월 사이에 낫게 되는 것을 경험하게 된다.

3. 어린이 10%가 정신적 문제아

귀엽고 사랑스러운 자녀들 가운데 그중 10%가 정신적으로는 위험 수위에 있다는 충격적인 보고가 99년 6월 아주대 오은영 교수(정신과)의 설문조사에서 나타났다. 오 교수에 의하면 많은 아동들이 주의력 결핍, 과잉 행동장애, 우울증, 정신지체 등 여러 가지 정신적인 문제를 갖고 있지만, 두드러질 정도로 심하지 않기 때문에 가정에서도 소홀히 하고 있다는 것이다.

오 교수는 경기도 오산시 소재 8개 초등학교 1학년생들을 대상으로 설문조사를 한 결과 응답자 1천1백22명(남아 5백39명, 여아 5백83명) 중에서 10%에 해당하는 1백12명이 정신적으로 문제가 있다고 했다.

이 아이들이 초기에 적절한 치료를 받지 않았을 때 성장해 가는 과정에서 도벽, 거짓말, 약물남용, 범법행위 등 더 큰 문제를 야기할 수 있다고 했다.

자신의 아이가 같은 나이의 아이들과 어울리지 못하고 학업이 많이 쳐지거나 정신이 산만해서 집중력이 없고, 준비물을 제대로 챙기지 못하면 일단 의심을 해보아야 한다. 좀 더

아동의 정신적 문제 현황

(초등 1년생, 112명 중에서)

증 상	명	증 상	명
주 의 력 결 핍	57	언 어 장 애	3
정 신 적 산 만	30	오 줌 싸 개	2
과 잉 행 동 장 애	8	우 울 증	1
정 신 지 체	6	자 폐	1
정 서 문 제	3	간 질	1

(아주대 오은영교수 설문조사에서)

크면 괜찮아지겠지 하고 낙관적으로만 생각해서는 안된다.

그러한 아이들을 유심히 살펴보면 방부제가 들어있는 가공식품과 음료수를 좋아하는 아이들 가운데 많고, 특히 부모들이 맞벌이 하느라고 제대로 챙겨주지 못하고 돈으로 키우는 아이들한테도 많다.

10%라는 수치는 초등학교 1학년에서 나온 것이지만, 상급생이나 중·고등학생에서 설문을 받았다면 이 수치보다 높아졌을 것이다.

필자의 저서인 「프로폴리스의 위력」, 「염(炎)을 잡아야 류마티스 관절염 낫는다」는 책들이 수만 권이나 판매되었기 때문에 많은 상담전화를 받는다. 이 중에는 조금만 신경질이 나도 물건을 집어던진다는 아이가 있는가 하면, 노트까지 찢는다는 아이도 있었다.

이 아이들의 평소 식생활을 살펴보면 가공식품이나 라면을 좋아한다고 했고, 그 중에는 채소와 김치까지 싫어하는 아이도 있었다.

「바이오폴렌」에서 풀냄새가 약간 난다해서 싫어하는 아이도 있지만, 6개월만 먹여주면 달라진다. 이런 결과가 나타나는 것은 두뇌에 필요한 영양소를 충분히 공급시켜주므로 영양 불균형에서 왔던 두뇌의 산만함이 안정을 찾으면서 나타난 효과이다.

4. 신생아의 1.2%가 선천성 기형

필자의 집에는 아이가 셋 있는데 모두 집에서 출산했다. 도시에서 생활을 하였다면 의례히 병원에 가서 출산을 했겠지만, 그때는 70년대였고 사는 곳이 시골이었다. 그 당시 시골은 교통이 불편했고, 문화 수준도 낮아서 병원에 가서 출산한다는 것은 생각지도 못했다. 병원은 난산이 되어 산모가 어려운 처지에 놓였을 때나 가는 곳으로 생각했다.

그런 시절이 엊그제 같은데 지금은 98.3%가 병원에서 출산하고 있다(1998년 통계). 머지않아 출생아의 100%가 병원이 바로 출생지가 될 것 같다. 특히 계(契)모임을 좋아하는 한국인이고 보면, 병원에서 출생하지 않은 사람들끼리 갖는 모임이라도 생겨나지 않을까 하는 생각이다.

이 중에서 3명 중 한 사람은 제왕절개수술을 해서 낳는다고 한다. 70년대까지만 해도 제왕절개수술을 하는 사람은 산모가 너무 허약하거나 다른 질병으로 인해 자연분만을 할 수 없는 상태가 되었을 때 하는 것으로 알고 있었다. 그러나 지금은 하나의 유행같이 제왕절개수술을 선호하는 여성들이 많아졌다.

옛날 사람들은 몸에 흉터를 남기지 않는 것도 부모에게 효도하는 것으로 여기고 몸에 흉터를 안내려고 노력했다. 그런데 자식을 쉽게 출산하기 위해 배에 칼자국을 남긴다는 것은 좋지 않다.

부모보다 태아에게 미칠 영향이 더 클 수 있다. 태아는 자궁 속에 들어있지만, 부모의 생각이나 감정까지도 다 감지하고 있다. 그렇다고 보면 엄마 배를 날카로운 칼로 째서 자기를 끄집어낸다고 여기면 태아는 공포에 질릴 것이 분명하다. 그대신 자신을 출산시키기 위해 고통 중에 신음하는 어머니를 알게 되면 태아는 공포보다 나를 낳기 위해 어머니가 저렇게 수고하고 있음을 알고 어머니에 대한 애정이나 신뢰가 더 강해질 것이다.

자연분만으로 태어난 아이가 제왕절개수술로 낳은 아이보다 성격상으로 더 좋을 수 있다.

출생하는 신생아 가운데 11%가 미숙아로 태어난다고 한다. 미숙아의 정의는 정상아의 분만보다 20일 정도 앞서 출생하거나, 출생 시 체중이 2.5kg 이하일 때 미숙아로 본다. 지금은 현대의학이 많이 발달되어 있어서 1kg 이하의 애기까지도 살려낸다고 한다. 그러면서 충격적인 사실은 신생아의 1.2%가 선천성 기형이거나 유전질환을 갖고 태어난다고 한다. 정신적인 지체아는 3천명 중에 1명, 언청이는 1천 명당 1.79명으로 태어난다(대한가족계획협회, 1998년).

현재는 유전질환이나 기형아로 태어나는 신생아가 1.2%로 나와 있지만, 자라는 과정에서 발견되는 아이까지 합치면 10%에 가까운 수치이다. 이 중에 몇 %는 치유되는 아이라고 보아도 신체부자유아는 3~4% 정도 될 수 있다.

앞으로 아기가 태어났을 때 이 아이가 일류대학에 들어갈 수 있는 지능을 갖고 태어날까 하는 데 관심을 갖기 보다는 건강한 아기로 태어나면 그것 하나만으로도 무조건 감사해야 할 일이다.

선호하는 인스턴트 음식 속에는 오랫동안 보관하기 위해서 방부제가 들어가고, 먹음직하게 보이기 위해서 착색제가 들어간다. 미각을 좋게 하기 위해서는 인공향이 들어간다. 가정마다 전자제품을 사용하면서 전자파가 발생하게 되고, 그 외에도 우리가 먹는 식수나 음식물과 용기에도 환경호르몬 문제가 대두될 정도로 심각해져 있다.

농산물에는 화학비료나 농약을 많이 사용하므로 농약의 잔재가 토양에 남아있다는 것은 다 아는 사실이다. 그러나 이것보다 더 무서운 것이 제초제이다. 베트남에서 사용한 고엽제도 알고 보면 제초제이다. 제초제는 약하고, 고엽제는 강하다는 것 뿐이다. 그러나 제초제도 강한 유독성을 갖고 있다. 그런데도 제초제 사용량이 해마다 늘어나고 있다. 이런 것이 신생아 출생에도 영향을 미칠 수 있고, 우리 성인들에게도 문제가 된다. 그 중에서도 가장 민감한 반응을 줄 수 있는 곳이 두뇌이다.

제초제 사용량(톤)

년	사용량(톤)
1975	2,139
1987	4,666
1997	6,043

(자료제공 농약공업협회)

두뇌에는 언제나 충분한 영양을 공급시켜주어야 한다. 특히 두뇌를 혹사시키고 있는 고시생, 수험생, 사업관계상 계속 스트레스를 받아야 하는 사업가들은 필히 건강에 관심을 가져야 한다. 그들이 건강에 관심이 없어서 우울증이나 불면증이 오는 것은 결코 아니다.

기업을 운영하는 사람은 스트레스와 밀접한 관계를 갖고 있다. 사업가는 사업에만 전력을 다해야 하는 것이 상식이지만, 우리 사회에서는 앞만 보고 걸어가서는 되지 않고 위아래까지 잘 살피면서 걸어가야 한다는 말이 있다. 그렇기 때문에 곳곳에서 받아야 할 스트레스가 너무나 많다. 그래서 재벌 총수가 천수를 다 누린다는 것은 어떻게 보면 기적에 가까운 일이다.

그러나 평소에 긍정적인 삶을 살려고 노력하고, 면역을 줄 수 있는 생활을 한다면 심한 스트레스에도 쉽게 이겨낼 수 있다. 여성들이 이러한 생활을 한다면 출산 때 올 수 있는 선천성 기형이나 유전성질환의 위험에서 그만큼 벗어날 수 있다.

태아에게 올 수 있는 기형도 어떻게 보면 면역기능의 이상에서 발생한다고 할 수 있다.

5. 정신을 황폐화 시키는 불면증

사람은 일생동안 3분의 1은 잠으로 시간을 보낸다. 다소 덜 자는 사람도 있지만, 적어도 하루에 5~6시간은 충분히 잠을 자야한다. 나폴레옹은 하루에 3~4시간만 잠을 잔 것으로 알려져 있지만, 실제로는 잠을 보충하기 위해 행군하는 말안장 위에서도 잠을 잤다.

우리나라에서 해외여행을 가장 많이 했던 대우의 김우중 회장은 하루에 3~4시간 밖에 잠을 자지 않고 일한 것으로 알려져 있다. 실제 그러한 의욕을 갖고 일해 온 분이다. 그러나 김 회장은 비행기만 타면 잠에 빠졌다고 한다. 그러면 옆에 있던 비서가 준비하고 있던 담요로 덮어준다.

비행기가 국내에 도착했어도 김 회장이 깨지 않으면 항공사 직원들은 깰 때까지 기다려 주었다고 했다. 한 가지 물건이라도 더 팔기 위해 해외에서 열심히 뛰고 있는 김 회장이 오죽 피곤했으면 저렇게 주무실까하고 직원들이 깨우지 않았던 것이다.

나폴레옹이 말안장에서 잔 그 잠을 현대인들은 푹신한 침대에서도 잠을 이루지 못해 고심하고 있다. 서울대 의대 김의중 교수(신경정신과)는 "불면증은 모든 연령층에서 발생할 수 있고, 성인 3명중 1명은 불면증을 경험했고, 그중 15%는 만성불면증에 시달린다"고 했다.

불면증은 단기간에 증세가 나타나는 단기성 불면증과 몇달 이상 계속되는 만성불면증이 있다. 단기성 불면증은 스트레스의 원인이므로 그것이 없어지거나, 적응이 어려운 환경에서 적응이 되면 정상적인 수면을 취하게 된다. 그러나 만성불면증은 여러 가지 생각과 걱정들이 많다. 잠을 자야 한다는 강박관념 또한 잠을 이루지 못하게 한다. 때로는 호흡장애나 근육운동장애가 발병의 원인이 되기도 한다. 만성불면증이 계속되어지면 자연히 약물에 의존하게 된다.

잘못된 생활습관으로 왔을 때는 생활습관을 바로 잡아주면 되고, 어떤 질병에 의해 왔을 때는 그 질병만 낫게 되면 그 증세는 자연히 없어진다.

만성류마티스 관절염 환자들이 불면증이 왔을 때는 류마티스 관절염보다 먼저 낫는 것이 불면증이다.

일본 아사히신문에서 발행하고 있는 시사주간지에 의하면 일본인들 중에 잠을 이루지 못하는 사람이 5명 중에 1명꼴이라고 했다.

일본 국립공중위생원이 1999년 1월 성인 남녀 2,800명의 수면 습관을 조사한 결과 남성은 17.2%, 여성은 21.5%가 불면증에 시달린다고 했다.

여기에서 나온 의사의 처방은
○ 졸릴 때만 잠자리에 들 것
○ 잠이 안 오면 일어나 무엇이든 할 것
○ 낮잠은 절대 자지 말 것

이와 같은 것이 주 처방이었다.

불면증 있는 사람치고 우울증이 없는 사람이 없고, 우울증 있는 사람치고 불면증 없는 사람이 없다. 불면증과 우울증은 사촌보다 더 가까운 친형제와 같은 것이다.

6. 프로폴리스의 위력

이 책에서 프로폴리스(propolis)란 말이 자주 나오지만 프로폴리스가 대체 어떤 물질인가 하고 궁금하게 여길 사람도 있을 것이다.

프로폴리스의 주원료는 나무의 진액(Resin)물질이다. 이것을 벌들이 늦은 봄과 여름에 타액을 발라가면서 힘들게 뜯어 다리에 뭉쳐서 갖고 온다. 거기에다 밀랍을 첨가시켜 32℃의 벌통 안에서 수개월간 숙성시켜 진액의 효력을 극대화시켜 놓은 것이 프로폴리스이다. 프로폴리스의 원료가 되는 진액은 벌들이 먹기 위해서 갖고 온 것이 아니고, 질병 예방을 위해 가지고 온 물질이다.

나무는 왜 진액을 내는가? 이것만 알면 프로폴리스의 작용과 사용처까지 분명히 알게 된다.

식물의 진액은 생존을 위해서 내는 항균·항염물질이다. 식물이 상처를 입게 되면 그 부위는 세균의 침임에 의해 손상을 입는다. 그것이 확대되면 수액이 차단되어 고사(枯死)한다. 이것을 막기 위해서 내는 식물의 진액물질 속에는 바이러스나 세균까지 죽이는 피노셈브린(pinocembrin)과 갈랑긴(galangin) 같은 강한 항생물질을 함유하고 있다.

식물이 탄소동화작용을 잘하기 위해서는 수액공급이 원활히 이루어져야 한다. 그러기 위해서 플라보노이드(Flavonoid) 성분을 다량 함유하고 있다. 이것이 우리 몸에 들어왔을 때는 혈액순환과 청혈작용을 한다.

식물에서 하는 항균·항염작용이 체내에서는 위염이나 인후염에 특효이고, 불면증, 우울증, 암, 간염, 동맥경화, 심장병, 신장병, 축농증, 기관지염, 관절염 등 다양한 질환에도 뛰어난 효력을 나타낸다.

필자가 96년도에 출간한 「프로폴리스의 위력」의 책에는 책 내용보다 더 좋은 것이 프로폴리스라고 했다. "책도 하나의 상품으로 보면 책 내용보다 더 좋은 책은 없다. 필자가 갖고 있는 수백 권의 건강서적 중에서 책 내용보다 더 좋은 것은 이 프로폴리스 밖에 없다"고 했다. 프로폴리스를 4~5년간 취급했다면 이러한 글을 쓸 수 없다. 그렇지만 20년간 사용한 경험이 있기 때문에 이러한 글을 쓸 수 있었던 것이다.

국내에서 프로폴리스를 연구하는 학자로는 전북대학교 박형기 교수, 상주대학교의 차용호 교수가 있다. 차 교수가 1999년 11월 일본 다마가와(玉川)대학에서 주관하는 제3국 국제꿀벌요법(Apitherapy) 세미나에 참석하였다가 느낀 점을 1월 양봉계(養蜂界)에 투고한 글 가운데 이러한 내용이 있다.

"수년전 아시아 양봉학회에서 한국산 프로폴리스에 관해 발표할 때만 해도 프로폴리스에 대한 반응이 높지 않았는데 이번 세미나에서는 각국 학자들의 반응에 놀라지 않을 수 없었다. 프로폴리스의 값이 매년 너무 오르다보니 원료를 갖고 있는 양봉인도 팔지를 않는다는 말을 했고, 백화점에 가서 기능성식품 가운데 가장 잘 나가는 품목이 어떤 것이냐 하고 물었더니 직원은 서슴없이 프로폴리스라고 했다. 차 교수는 구입하고 싶어도 값이 너무 고가여서 구입하지 못했다"고 했다.

  필자가 92년 양봉계(유일한 양봉인의 월간지 동아양봉원 발행)에 글을 투고하면서 10년 안에 국내에 프로폴리스 시대가 올 것이라고 말한 바 있다. 부작용이 없고 효력이 뛰어나면 자연히 알려지게 된다. 프로폴리스가 2년 전부터 서서히 붐이 일어나고 있어서 2~3년 뒤에는 국내에서도 프로폴리스 시대가 올 것으로 여긴다.

  프로폴리스는 한 번 붐이 일어났다가 곧 없어질 그러한 성질의 것이 아니다. 화분이나 로얄제리보다 더 상승세를 탈 수 있는 것은 치유 면에 있어서는 더 위력적인 물질이기 때문이다.

7. 우울증과 노이로제의 차이

  노이로제는 우울증의 단계까지는 이르지 않고, 불안이나 고민이 있어도 거기에서 조금만 벗어나면 아무렇지 않게 바로 평온을 찾을 수 있는 것이 노이로제이다. 그러나 우울증은 정신적인 문제가 겹쳐 답답하고 자기 자신을 조절하기가 어려울 정도가 되면 불면증까지 겹친다.

  김일성은 고소공포증이 있어 비행기를 타지 않았다고 한다. 그런 사람은 비행기만 타지 않으면 된다. 그러나 우울증에 걸린 사람은 비행기만이 아니고 자동차를 타도 이 차가 가다가 충돌이나 전복되는 사고가 생기지 않을까하고 내내 불안을 느낀다. 우울증과 노이로제는 그러한 차이가 있다.

우울증이 다소 심해지면 이렇게 살기보다도 죽는 것이 도리어 낫다는 식으로 죽음에 대한 예찬론까지 하게 되고 때로는 그 길을 택하기도 한다. 그러나 노이로제가 있는 사람은 그렇지 않다. 그 사람도 때로는 죽음에 대한 생각도 하고 자살에 대한 충동도 느낄 수 있지만 실천에 옮길 정도까지는 되지 않는다. '나는 아직 나이가 젊고 할 일이 있는 사람이다. 나에게는 가족이 있고 나를 바라보고 사는 아내와 자식이 있다. 결혼을 하지 않았으면 나를 늘 생각해 주는 부모가 있다. 내가 죽었을 때 부모가 얼마나 상심하겠는가? 나만이 아니고 부모까지 죽게 만들 수 있다.' 이런 생각까지 하는 사람이면 죽을 수 없는 사람이다.

우울증은 단순하게 생각하고 앞뒤를 가릴 여유를 갖지 못할 때가 있다. 그러나 노이로제는 그렇지 않고 앞뒤를 다 생각하게 되므로 위험한 행동까지는 하지 않는다.

우울증이나 노이로제를 가진 사람들은 대개가 산성체질로써 혈이 탁해져 있는 사람들이다. 우리가 평소 밝고 긍정적인 삶을 살면 혈액에는 젖산과 같은 독소물질이 적고, 피가 맑은 약알칼리성(pH7.2~7.4)체질이 된다. 그러면 성격도 느긋하고 여유가 있다. 그러나 산성체질은 불같은 성격 때문에 자신을 억제하지 못할 때가 있다.

대학수능시험에서 자기가 예상했던 점수보다 적게 나왔다

해서 자살하는 2대 독자나 자기가 좋아하는 연예인이 사고를 당했다고 해서 죽는 것은 모두 혈이 탁해진 산성체질자들에게나 올 수 있는 일이다.

「바이오폴렌」몇 개월 사용하고 자신을 억제할 수 있다고 하는 것은 체질이 바뀌어지고 혈이 맑아진 데서 오는 현상이다. 「바이오폴렌」에는 칼륨, 칼슘, 마그네슘, 셀레늄 같은 미량영양소와 항산화물질이 들어있어서 산성체질을 약알칼리로 바꾸어 준다. 그렇게 되기까지 몇 개월이 소요된다.

피를 맑게 하는 데는 프로폴리스가 빠른 효과를 나타낸다. 프로폴리스에 다량 함유되어 있는 플라보노이드(Flavonoid)가 혈의 점액도를 낮추어주기 때문이다. 피를 맑게 한다는 사실을 쉽게 알 수 있는 것은 생리통있는 사람에게 사용해보면 바로 나타난다. 생리통있는 사람 10명이면 10명 모두가 양이 적고 피가 선명하지 못하고 탁해져 있는 상태이므로 검붉다.

2개월만 사용하면 시원할 정도로 양이 많아지고, 검붉은 피 대신에 피가 선명해져 본인이 보아도 너무 좋다고 한다. 그러면 생리통은 자연히 없어진다.

불면증도 알고 보면 체내 마이너스(-)물질인 아드레날린과 같은 성분이 많아질 때 신경이 날카로워지면서 잠이 잘 오지 않는다. 「바이오폴렌」이나 「프로킹골드」를 사용하면 몇 개월 만에 불면증이 없어지고 우울증이 낫는 것은 피를 맑게 하여 주고 체질을 바꿔주는 데서 오는 현상이라고 생각하면 된다.

8. 미국에는 1천7백만 명

후진국이라 해서 정신질환이 없는 것은 아니지만 선진국이나 문명이 발달할수록 우울증 증세를 갖는 사람들이 많아진다. 여기에는 대인관계의 폭이 넓어지는 데도 한 원인이 될 수 있다. 관계가 많아지면 받는 압박도 그만큼 많아질 수 있다는 뜻이다.

직장생활을 하는 사람들 가운데는 자신이 좋아하는 사람만 있는 것은 아니다. 그 중에는 마음에 들지 않는 사람도 있고, 자신을 지독하게 못살게 구는 상사도 있다. 간부사원은 자신에게 머리를 숙일 줄 모르는 부하 직원까지 있게 되면 스트레스는 자연히 더 받게 된다. 이렇게 되면 몸에는 유익한 플러스(+) 물질만 나오는 것이 아니고, 유해한 마이너스(-) 물질도 나오게 된다. 이것은 사회가 복잡한 문명사회일수록 더 심하다.

후진국은 섬유질이 많고 자극성(특히 고추)이 있는 식품을 많이 섭취하다보니 위장병 환자가 많다. 우리나라는 후진국에서는 벗어났지만 그래도 위장병환자가 제일 많은 나라다. 위장병 못지않게 우울증으로 인해 신경안정제를 찾는 사람도 해마다 늘어나는 추세이다. 여기에 대한 확실한 자료는 아직 나와 있지 않지만, 우리나라도 신경안정제 시장이 200억은 넘는 것으로 추산하고 있다.

미국의 제약회사 알라이 릴리사가 87년도에 개발한 「프로작(Prozac)」은 미국에서만도 매일 7만 여건의 처방전이 발행되고 있다. 이 약제의 주작용은 뇌 속에서 인간의 감정을 조절하는 신경전달물질인 세로토닌(Serotonin)의 농도를 높여주는 작용을 하므로 뇌의 안정을 가져다주는 약제이다. 이 약이 지금까지 나온 약 중에서 해가 적다고 해서 매출이 급증하고 있다.

선진국에서는 우울증이 우리나라의 위장병과 같이 많다. 미국국립정신연구소에서 나온 98년도의 자료에 의하면 미국인구 가운데 1천7백만 명이 우울증으로 시달린다고 한다. 이것은 13명 중에 한 사람이 앓고 있다는 것이 된다. 그 중에 15%에 해당되는 2백5십만 명이 만성우울증으로 자살충동을 느끼고 있는 상태이고, 이들이 소비하는 금액만도 연 4백30억 달러에 이른다.

이들이 신경안정제를 매일 사용하다 보면 중도에 끊기는 정말 어렵다. 이것이 1~2년 계속되면 습관화되어서 하루라도 먹지 않으면 안 될 정도가 된다.

미국에 우울증환자가 이렇게 많은 것은 대인관계에서 오는 갈등보다 그들의 주식인 밀의 껍질을 알뜰히 버리고 먹는데

밀과 쌀의 미네랄 비교표

(100g 중)

성분 곡류명	회분 (g)	칼슘 (mg)	인 (mg)	철 (mg)	마그네슘 (mg)
밀(小麥)	1.8	71	390	3.2	160
쌀(精白米)	0.6	24	140	0.5	29

있다. 흰설탕, 흰밀가루를 먹지 않고 통밀 그대로 누런 밀가루를 먹게 된다면 미국 우울증환자의 70~80%는 줄일 수 있다.

자연식의 대가이신 정사영 박사(의학)는 현미식으로 우울증환자들을 고쳤다. 우울증에는 현미식보다 통밀식이 더 효과적이다. 뇌에는 아미노산이나 비타민도 필요하지만 이보다 더 필요로 하는 것이 철, 아연, 구리, 망간, 셀레늄 같은 미네랄이다. 미네랄은 현미보다 밀의 껍질에 더 많이 함유되어 있기 때문이다.

9. 약물 치료 시에는 끈기를

강북삼성병원의 이시형 박사(신경정신과)는 "일반인으로는 잘 감지할 수 없지만 전체 여성의 5~9%, 남성의 경우는 2~3%가 우울증으로 고생하고 있다"고 했다.

우울증은 심리적 문제라기보다는 정신과 신체 양쪽을 모두 병들게 하므로 정신적으로만 볼 것이 아니고 전신질환으로 볼 수 있는 병이라고 했다.

우울증은 두뇌의 생화학적·심리학적인 불균형에 의해서 생겨나므로 이로 인해 호르몬의 분비에도 어떤 변화가 있어 신체적으로도 여러 증상을 일으킨다.

우울증의 초기 증세로는 매사에 흥미가 없고, 밤에 잠들기가 어렵고, 자다가 깨면 잠이 잘 오지 않는다. 이와 병행해서 밥맛이 뚝 떨어지고 피곤까지 겹친다. 이런 증상이 2주 이상 계속되면 일단 우울증 초기로 의심해 볼 수도 있다.

때로는 우울증이 내·외과질환으로 정서조절중추와 신경전달물질에 영향을 주어서도 올 수 있다. 그 예로써 고혈압, 당뇨, 내분비질환, 악성종양, 뇌혈관장애후유증, 뇌종양 등의 신경계 질환이 우울증을 조장할 수도 있다.

우울증은 약물 치료를 해도 빨리 낫지 않는 병에 속한다. 초기에 발병해도 6~9개월, 두 번째 발병했을 때는 2년 정도를 복용해야 하고, 3번째 발병하면 때로는 평생 동안 약을 먹어야 한다. 먹는 약이 하루 이틀도 아니고 평생 먹는다는 것은 너무 힘든 일이다. 이런 사람은 약물에만 전적으로 의존할 것이 아니라 자연요법을 병행시키면서 절대자이신 하나님께 의존하는 것도 좋은 방법이다.

10. 자신이 테스트할 수 있는 방법

(아래 질문에 해당되는 부분에 ○표)

질 문	아니다	가끔	종종	항상
1. 항상 몸이 나른하고 쉽게 피곤해 진다.				
2. 약간의 소음에도 신경이 쓰인다.				
3. 근래에 와서 마음이 우울하고, 무겁다.				
4. 특히 아침에는 더 무기력하다.				
5. 음악을 들으면 즐겁다.				
6. 토론에 열중할 수 있다.				
7. 목덜미나 어깨가 결린다.				
8. 두통이 자주 있다.				
9. 잠이 오지 않아 일찍 눈을 뜬다.				
10. 사고나 부상을 입기 쉽다는 생각이 든다.				
11. 맛있는 음식이 있어도 식욕이 없다.				
12. 독서가 싫고 머리에 들어오지 않는다.				
13. 숨이 차고 가슴이 답답할 때가 있다.				
14. 목안에 무엇이 걸려 있는거 같다.				
15. 삶에 대한 의욕이 없고, 권태롭다.				
16. 일에 의욕이 없고, 능률이 오르지 않는다.				
17. 전에도 이와 비슷한 증상이 있었다.				
18. 열심히 일을 하려고 해도 되지 않는다.				

아니오 0점, 가끔은 1점, 종종은 2점, 항상은 3점, 모두 합산했을 때 20점 이상이 되면 우울증으로 볼 수 있다.

11. 우울증이 있는 사람이 지켜야 할 규칙

우울증은 지식수준이 높고 문화가 발달할수록 많아질 수 있다. 그렇다 해서 현대사회에서 흔히 올 수 있는 것으로 여기고 방치하면 심각한 상태까지 이를 수 있다.

우울증 예방을 위한 방법
1. 자기 혼자 즐길 수 있는 취미생활을 찾는다.
2. 모든 일을 부정적으로 생각지 않고 긍정적으로 생각한다.
3. 완벽주의에서 벗어나 집안의 정돈이 덜 되어도 그대로 방치하는 습관을 갖는다.
4. 대인관계가 싫고 외출이 싫으면 햇빛에 노출시키는 시간이 줄어들 수 있다. 특히 겨울철에는 1시간 이상 햇볕을 쬐는 시간을 가진다.
5. 스트레스 해소법으로 음악 감상이나 운동을 하는 것이 좋다.
6. 사회봉사단체에 참여하여 작은 일에 봉사하는 습관을 키운다.

우울증을 치료하는 방법
1. 가공식품을 삼가고 1차식품을 사용한다.(예: 현미식, 생수, 생채식)
2. 대화 상대를 찾아 자신의 심정을 고백한다. 그러면 답답한 것이 다소 풀린다.
3. 의사의 도움을 받도록 한다. 아니면 양심적인 대체의학자의 도움을 받는다.

12. 만성질환 있으면 거의가 우울증

사람이 살아가면서 우울한 상태를 경험하지 않았다면 도리어 이상하다. 성격이 아주 낙천적이거나 정신상태가 미숙한 사람이 아니면 누구나 경험하는 일이다. 이것이 순간적으로 오는 것이 아니고 감정을 억제하기 어려울 정도로 지속되면서 사회생활 하는데 어려움을 느낄 정도이면 이미 우울증은 왔다고 할 수 있다.

필자가 질병을 앓고 있는 그 당시는 몰랐지만 지나고 나니 그때 이미 심한 우울증이 있었다는 생각이 든다. 만성질병을 오래 앓다보면 얼마만큼 심하냐 아니냐의 차이는 있겠지만 거의가 우울증이 있다.

필자가 61년도에 류마티스 관절염이라는 진단을 받았을 때는 이 병이 그렇게 고치기 어려운 병인 줄은 몰랐다. 그 당시 제일 무서운 병이 결핵(폐병)이었다. 결핵도 좋은 약이 나와서 고치는 세상인데 관절염 정도는 쉽게 고칠 것으로 생각했다. 그렇지만 1년이 넘어서자 통증이 더 심해지고, 고치는 것은 어떤 병보다 더 어렵다는 것도 알게 되었다.

이름도 들어보지 못한 류마티스 관절염이 하필이면 왜 나에게만 왔을까 하고 생각하면 여기에 떠오르는 대상은 언제나 어머니였다. 이 병을 앓게 된 것은 어머니 때문이다. 어머니가 처녀 때 이 병을 앓지 않았다면 나도 앓지 않았을 것인데, 어머니가 앓았으므로 자식인 내가 앓게 되었다는 원망의 탄식이 나왔고, 가슴에는 원망의 응어리가 뭉쳐져 있었다.

그러다보니 어머니가 옆에만 있어도 통증이 더 심해졌다. 내 병은 영원히 고칠 수 없다는 절망에 빠지면서 태어난 자신을 무던히 원망하기도 했다. 내가 태어나지 않았다면 이 고통을 겪지 않아도 되었을 것인데 하고 어머니에 대한 원망은 날로 더해만 갔다. 그러다보니 집에 찾아오는 친구도 싫었고, 누구와 만나는 것도 싫었다. 통증 때문에 수면제가 없으면 잠을 이룰 수 없었다. 지금 생각하면 통증을 미끼로 해서 어머니를 미워한 그 자체가 이미 우울증을 앓고 있었던 것이다.

사람도 만날 수 없는 깊은 산골에 들어가서 뱀도 잡아먹고 약초도 캐먹으면서 생활하는 삶을 한 번 해보자, 내 병은 나병(문둥병)보다는 고치기 쉽지 않을까 하는 생각도 했다. 이런 생각을 하게 된 것은 어릴 때 조부가 들려준 이야기가 떠올랐기 때문이다.

어느 한 마을에 나환자가 살고 있었는데 나환자라는 것이 밝혀지자 그 마을에서는 도저히 살 수 없어 타 마을에 갔지만, 거기에서도 역시 살 수 없었다. 결국은 깊은 산골에 들어가 뱀과 개구리를 잡아먹고 약초를 캐먹으면서 3년간 생활했더니 그 병이 깨끗이 나아서 타 지역에 가서 잘 살게 되었다는 이야기였다.

지금은 그 이야기를 믿지 않지만, 그 당시는 믿어졌다. 나도 그런 생활을 하면 나을 것 같은 생각이 들어서 2년 반 동안 지리산에서 그런 생활을 했다(「무공해 인간의 목소리」참조).

　우울증은 수개월 만에 쉽게 없어졌고, 관절염도 처음보다 많이 호전되었다. 그곳에서 성경과 많은 교양서적들을 탐독하는 가운데 정신적으로는 누구보다 건강해졌다. 가벼운 우울증은 이와 같은 생활을 하면 쉽게 고쳐질 수 있다. 모든 근심에서 벗어나 맑은 공기와 맑은 물을 마시고 엉겅퀴 뿌리, 잔대, 도라지를 캐먹고, 창출 달인 물은 식수 대신으로 마시다시피 했다. 이런 생활을 하면 우울증 정도는 쉽게 고칠 수 있다. 경작지에서 재배된 것이 아니고 산지에서 생산된 더덕이나 도라지같은 뿌리식물에는 정신을 안정시키는 미네랄 성분이 많이 함유되어 있다.

　우울증은 마음에서 온 병이다. 마음만 고쳐먹으면 쉽게 나을 수 있는 병이지만 그것이 말처럼 쉽지 않다. 내 자신이 어머니를 미워하는 마음만 없었어도 우울증은 오지 않았을 것이다. 그렇지만 만성질환을 앓다보면 우울증을 겸하게 된다.

　내 병은 누구 때문에 왔고, 나는 그 사람의 희생양이 되었다고 생각하면 그때부터 우울증은 이미 온 것이다.

　이 방법, 저 방법을 사용해도 별 효과가 없는 사람은 두뇌에 필요로 하는 영양소를 많이 함유하고 있는 「바이오폴렌」과 피를 맑게 하는 「프로킹골드」를 같이 사용하면 쉽게 고칠 수 있다.

13. 머리를 맑게 한다

화분제품인 「바이오폴렌」이 머리를 맑게 한다면 상술에 능한 사람으로 오인받기 쉽다. 두뇌에 좋다거나 머리를 맑게 하는 것이 확실하다면 정력에 좋다고 하는 「비아그라」보다 더 인기를 얻을 수 있기 때문이다.

대학입학을 위한 수능시험에서 10점이라도 더 올릴 수 있다면 돈을 아끼지 않고 쓸 사람은 너무나 많다. 이런 세상에 두뇌에 좋다고 하면 영락없이 오해받을 수 있는 조건이 된다. 그렇지만 이것은 너무나 분명한 사실이다.

화분 속에는 지금까지 밝혀진 성분만도 200여 가지가 되고, 그 외에 해조칼슘, 복령, 마그네슘, 이소플라본 등이 들어 있어서 체질만 바꿔주는 것이 아니고, 두뇌에 필요한 영양물질도 충분히 공급시켜 준다.

필자가 구독하는 일간신문은 3부, 주간지도 3부가 있지만 보지 않고 버리는 신문은 없다. 그리고 이주일에 단행본 1권 정도는 읽고 있다. 이것도 소설이나 수필 같이 읽기 쉬운 것이 아니고, 전문서적에 가까운 책들이다. 그러면 두뇌에 피곤이 많을 것 같은데 두뇌 피곤은 조금도 없다. 그래도 육체적인 피곤이 때론 있긴 해도 자다가 눈만 뜨면 새벽 2시에도 기상할 정도이다.

가까운 친구들에게 "책을 보면 머리가 아프지 않는가?" 하고 물으면 대다수가 맑지 못하고, 책을 좀 읽고 나면 머리가 무거워진다고 한다. 그들은 책과 접촉이 많지 않다보니 그럴 수도 있겠지만, 실제 공부하는 학생들 가운데도 몸의 피로보다 두뇌의 피로가 앞설 때가 많다고 한다.

「바이오폴렌」을 사용한 사람들에게 머리가 맑아진 것을 느끼는지 물어보면 대다수가 몸에 피로가 없어졌고, 머리도 맑아졌다고 한다. 몸에 피로가 많은 사람이 두뇌가 맑을 수 없고, 두뇌가 맑은 사람이 몸 또한 피로가 있을 수 없다.

중소기업을 운영하는 이 사장은 항상 머리가 무겁고 머리 속에는 하얀 안개 같은 것이 끼어있는 것 같아서 숫자의 개념이 점차 흐려져 사업하는 데 많은 지장이 있다면서 찾아왔다.

"두뇌의 에너지 소모는 많은데 필요한 에너지의 공급은 적다보니 영양 불균형에서 온 것이므로 「바이오폴렌」의 양을 조금 높여서 드시면 그런 증세는 없어집니다"고 했다. 1개월 뒤 너무 좋아졌다면서 친구 한 분을 모시고 왔다. "아들이 정신이 산만하고 집중력이 떨어져 학업에 많은 지장을 초래하고 있는데 친구가 너무 좋아졌다고 해서 찾아 왔습니다."

"효과가 확실하므로 1개월만 성의 있게 먹어도 좋아진 것을 느낄 수 있습니다. 그러나 정신이 산만해 있는 것은 하나의 습관과도 같으므로 시일이 다소 소요될 것입니다" 하는 말도 잊지 않고 해주었다.

정신이 건강하면 육체도 건강하다는 말은 맞는 논리이다. 정신이 맑고 건강하면 집중력은 자연히 향상된다. 그렇다 해서 IQ가 높아진다고 말하기는 어렵다. 그러나 머리가 맑아지는 것은 너무나 분명하다.

14. 천재 소리 듣던 학생이

  영구라는 학생은 의성의 한 두메산골의 작은 초등학교에서 공부 잘하는 학생으로 소문이 나 있었다. 주위로부터 공부 잘하는 학생의 아버지라는 소리를 듣게 되자 부모의 어깨는 항상 무거움을 느꼈다. 저 아이의 뒷바라지를 잘해주어야 훌륭한 사람으로 키울 것인데 하고, 아들 생각으로 가득 차 있었다. 학교에서도 학생을 위해서는 도시로 나가는 것이 좋을 것이라는 조언도 있고 해서 남들보다 늦게 80년도 후반 부산으로 이사를 했다.
  그의 부친은 시골의 헛간채나 남의 우사(牛舍)를 지어주던 솜씨가 있어서 건설업체에 쉽게 일자리를 얻을 수 있었다.
  시골학교에서 1등 하던 영구는 도시에 와보니 자기보다 공부 잘하는 학생이 한 반에서도 10명이 넘게 있자 1등 하던 우월감은 없어지고 대신 열등의식에 사로잡혔다. 시골학교에서 가졌던 명예를 다시 찾아보자는 뜻에서 공부를 해도 머리에는 잘 들어오지 않고 잡념으로 가득 찼다. 학년이 올라갈수록 석차가 더욱 떨어지자 정신적인 압박감은 더해 왔다.
  책상 앞에 앉으면 연필만 갖고 정신을 잃은 채 앉아 있는 시간이 많아지고, 횡단보도를 건너기 힘들어하는 공포증까지

왔다. 그제서야 부모들은 정신과 병원에 데리고 가서 몇 개월간 치료를 받았지만, 별 효과가 없자 「건강으로 가는 길」책을 보았다면서 필자를 찾아 왔다.

필자는 류마티스 관절염을 오랫동안 앓았던 사람이어서 관절염 환자들과는 많은 접촉을 하고 있지만, 사실 사용해보면 관절염보다는 우울증이나 불면증 환자들이 더 쉽게 낫는 것을 경험했다.

여기에는 다양한 영양소를 함유하고 있는 영양물질이 필히 공급되어야 하고, 혈액순환을 잘 시켜주었을 때 산소의 공급량이 높아진다. 두뇌는 체중의 2% 무게를 갖고 있지만, 전체 산소량의 20%를 소모하고 있다.

다른 질환도 같은 현상이지만 연령이 낮고 오래되지 않을수록 효과는 더 빠르다. 여기에는 화분(60%)과 초유, 마그네슘, 칼슘, 항산화물질이 들어있는 「바이오폴렌」과 프로폴리스가 주종을 이루고 있는 「프로킹골드」를 주었을 때 6개월만에 완전히 나을 수 있었다.

부산 가더니 자식 하나 버리게 되었다고 소문나 있던 영구가 낫자, 의성에 있는 친척들까지 찾아와서 건강상담을 받았다. 영구학생은 1년 만에 복학할 수 있었고, 그 외에 몇몇 학생들에게도 사용해 보았는데 거의 동일한 효과가 있었다.

이들이 꼭 주의할 것은 인스턴트식품을 필히 삼가야 하고, 산화된 기름에 튀긴 음식은 될 수 있는 한 먹지 말아야 한다. 포화지방산이 많은 산화된 기름에 튀긴 닭고기는 특히 좋지 않은 식품이다.

두뇌 에너지의 소모량이 많은 학생들에게는 제철에 생산된 과일을 많이 먹는 것이 좋다.

15. 주는 자에게는 병이 없다

만성질병으로 고생하고 있는 사람들은 자신이 앓고 있는 병이 이 세상에서 가장 무섭고 고치기 어려운 병으로 생각하고 있다. 불면증도 그 중에 하나이다. 하룻밤만 잠을 자지 못해도 거기에 따르는 고충이 어느 정도임을 쉽게 알 수 있다.

그래서 하나님은 "사랑하는 자에게 잠을 주시는도다(시편 127:2)"라고 했다. 제대로 잠자는 것도 큰 축복으로 여겨야 한다.

근래에 와서 필자도 며칠간 잠을 이루지 못해 포도주 한잔씩 마시고 잠을 이룬 적이 있다. 그렇게 해서 잠을 잤다면 그것은 아주 가벼운 측에 속한다.

우울증과 불면증으로 고생하는 사람들을 보면 사회적으로도 부러울 것이 없고, 가정적으로도 행복해 보이는 사람들 가운데 의외로 많다. 그들이 왜 그러한 병으로 고생하고 있을까 하고 필자 나름대로 생각해본 적이 있다. 그들 모두가 주는 것보다 받기를 원하는 사람들이었다.

"내가 남편을 위해 헌신하면서 살아왔는데 남편은 그것도 알아주지 않고, 내게 해주는 것은 아무 것도 없었다"는 항변조의 사모님이 있는가 하면, 자식때문에 병을 얻은 사람은

"자식을 남편보다 더 사랑했고, 해달라는 것은 마다하지 않고 모두 다 해주었습니다. 그리고 자신의 젊음도 자식을 위해서 모든 것을 희생했습니다. 그렇게 키웠던 아들이 결혼을 하고나니 제 마누라와 제 새끼밖에 모르니 어미로서 안 미칠 수가 있습니까?"하고 하소연 같은 푸념을 늘어놓는 50~60대 중년 부인도 있다.

"주는 것이 받는 것보다 복이 있다"라고 한 성경말씀을 생각하고 있었다면 그런 병은 없었을 것이다. 그래서 예수님은 오른손이 하는 것을 왼손이 모르게 하라고 했다. 남에게 헌신적인 봉사가 있었다 해도 돌아서면 그것은 바로 잊어버려야 한다. 잊고 지낼 때 사람으로부터 받는 것은 없다 해도 하나님으로부터 받는 축복은 더 커진다.

예수님이 인류의 죄를 위해서 십자가에 못박힐 때 어떤 대가를 바래서 십자가에 달린 것이 아니다. 아가페적인 사랑으로 희생하셨다. 예수님이 저런 희생을 했는데 나는 거기에 만분의 일이라도 보답하겠다는 생각을 가지면 우울증에서 쉽게 벗어날 수 있다.

마태복음 5장 9절에는 "화평케 하는 자는 복이 있나니 하나님의 아들이라 일컬음을 받을 것이다"라고 했다. 내 자신이 가정에 소금이 되고 작은 등불이 된다고 생각하면 가정에 화평을 가져다주는 가이드가 된다. 가정에 이런 사람 한 사람만 있어도 그 가정에는 정신과 의사 한 분을 모시고 있는 것과 같은 것이 되므로 우울증이나 불면증 환자는 있을 수 없다.

요한 3서 1장 2절에는 "사랑하는 자여 네 영혼이 잘됨 같이 네가 범사에 잘 되고 건강하기를 내가 간구하노라"했다. 영혼이 잘된 자는 범사에 잘되고, 범사에 잘되는 자는 누구보다도 건강할 수 있다는 것이다. 그러므로 자신이 환자라는 의식에서 벗어나 건강하다는 쪽으로 생각을 바꾸어주는 것이 중요하다.

예수는 우리의 죄만 위해 십자가를 지신 것이 아니다. "그가 찔림은 우리의 허물을 인함이요, 그가 상함은 우리의 죄악을 인함이라. 그가 징계를 받으므로 우리가 평화를 누리고, 그가 채찍에 맞으므로 우리가 나음을 입었도다(이사야 53장 5절)"고 했다.

하나님은 질병을 가진 우리를 향해 "나는 너희를 치료하는 여호와임이니라(출애굽기 16장 26절)"라고 하셨다.

하나님은 또 우리에게 약속하시기를 "내 이름을 경외하는 너희에게는 의로운 해가 떠올라서 치료하는 광선을 발하리니 너희가 나아서 외양간에서 나온 송아지같이 뛰리라(말라기 4장 2절)"했다.

암이나 관절염의 치유가 어렵고 정신질환 역시 고치기 어렵다 해도 하나님께서 치료의 광선을 발하시면 어떤 병에서도 벗어날 수 있다. 이것을 믿으십니까? 믿으시면 아멘 하여 주십시오.

마태복음 7장 7절에는 "구하라 그러면 너희에게 주실 것이요 찾으라 그러면 찾을 것이요 문을 두드리라 그러면 너희에게 열릴 것이니 구하는 이마다 얻을 것이요 찾는 이가 찾을 것이요 두드리는 이에게 열릴 것이니라" 했다.

예수님은 또한 "믿는 자에게는 능치 못할 일이 없느니라(마가복음 9장 2절)"고 하였다.

호세아 선지자는 "여호와께서 우리를 찢으셨으나 도로 낫게 하실 것이요, 우리를 치셨으나 싸매어 주실 것임이라(호세아 6:1)"고 했다.

필자는 무릎, 손목, 팔꿈치 여섯 관절이 아팠기 때문에 편지 3장 쓰기가 힘들었다. 그러나 하나님은 21년 만에 낫게 하여 주셨고, 공식적으로 리포터 한 장 써보지 못한 저에게 6권의 책까지 쓰도록 해주셨다.

그 중에 5권이 건강에 관한 책들이다. 내 자신이 글을 썼지만 도저히 믿어지지 않는다. 20년간 앓던 관절염에서 완치되었다는 그 자체도 믿어지지 않고, 책을 썼다는 것도 믿어지지 않는다. 그러나 "구하는 이마다 얻을 것이요, 찾는 이가 찾을 것이다"라고 한 예수님의 말씀을 생각하면 하나도 이상할 것이 없다.

"네 믿음대로 되리라" 했음으로 말씀을 붙잡고 기도해 보십시오. 바라던 문제가 해결될 것입니다. 분명히 해결될 것입니다.

이것을 해답해 주는 사건이 오늘 있었다.

공○영(14세, 경남 김해시 동상동 한덕@ 2017호) 학생은 양쪽 허벅지에 앓고 있는 섬유조직염이 심해져서 화장실에 갈 때도 기어서 간다고 했다. 제품을 사용한 지 두 달쯤 되었을 때는 그 학생을 위해 전화로 기도까지 해주었다. 그 뒤 한 달이 지난 오늘 전화를 했더니 이제 다 나아서 걸어서 다닌다고 했다. 그래도 몇 개월은 더 먹어야 재발 없이 완전히 나을 수 있다는 말을 잊지 않고 해주었다. 하나님께서 이 학생에게 특별한 은혜를 베풀어 주셨기 때문에 난치병인 섬유조직염이 그러한 효과를 얻게 된 것이다.

16. 봉산물 우울증에 뛰어난 효과

잘 놀던 아기도 배가 고프면 칭얼거리듯이 우리의 뇌도 필요한 영양소가 부족하면 뇌에서 칭얼거리는 현상이 나타난다. 그것이 우울증이다. 칭얼거릴 때 먹여주는 것이 없으면 결국은 울음으로 나타낸다.

우울증 증세가 처음 올 때는 집중력이 떨어지고, 정신이 산만해진다. 이것이 심해지면 불면증으로 나타난다.

청소년 때 집에서 확 뛰쳐나가고 싶고, 부모에 대한 불만이 많을 때는 집에 불이라도 지르고 싶은 충동까지 느낀다. 이것이 걷잡을 수 없을 정도로 심해졌을 때는 정신분열증(정신이상자)으로도 볼 수 있다. 이것은 아기가 보채다가 결국은 울음을 터트리는 것과 같은 현상이다.

우울증은 낙천적인 사람에게는 잘 오지 않고, 신경이 예민하거나 두뇌 에너지의 소모가 많은 사람에게 온다. 남의 집 이층 계단을 올라갈 때 그대로 올라가지 않고 계단 수를 세면서 올라가는 사람이 있다. 이 사람은 다른 사람에 비해 두뇌 에너지 소모가 많은 사람이다. 방에 들어가 앉으면 그것만이 아니고 이 집 평수는 얼마 정도가 되고, 평당에 얼마씩 하니 집값은 어느 정도가 되겠다는 계산까지 미리 다 해버린다. 그리고 이 집 수입이 얼마인지를 내가 알고 있는데 그 목돈을 어떻게 마련했을까? 이런 것까지 생각하다보면 머리가 띵해진다. 그러면 내 자신의 건강을 위해서 이런 생각은 하지 말아야지 하면서도 다른 생각들을 또 하게 된다. 이런 사람은 두뇌 에너지 소모가 많기 때문에 1차식품을 공급해 주지 않는 한 우울증이나 정신분열증에 걸릴 수 있는 확률이 높은 사람들이다.

수입보다 지출이 많으면 가정이나 국가가 경제적 파탄이 오듯이 우리의 두뇌도 영양학적으로 공급보다 수요가 많으면 영양의 불균형으로 우울증 같은 정신질환이 오게 된다.

정신질환자 중에 IQ가 낮은 사람보다 높은 사람이 많은 것은 지능 지수가 높은 사람일수록 두뇌 에너지 소모가 많기 때문이다.

미국의 분자교정의학에서는 두뇌에 필요한 55가지(지금까지 밝혀진 영양소. 필자는 이보다 더 많다고 여김) 미네랄 가운데 1~2가지가 부족해도 정신질환이 온다고 했다. 이 부족분의 영양소를 다 찾아내기는 쉽지 않다. 실상 찾아내었다 해도 검사

결과가 나왔을 때는 또 다른 영양소가 부족될 수 있다.

인체에 필요로 하는 영양물질이 부족해서 병이 왔다고 하면, 그 부족된 영양물질을 장기간 복용해주면 어느 시점에 가서는 해결된다. 이 이론에 근거해서 만들어진 것이 「바이오폴렌」이다.

인간이 가장 필요로 하는 물질을 찾는다면 단일종으로는 식물의 생식세포인 화분 외에는 없다는 생각을 한다. 단백질이나 미네랄 어느 한 가지에 치중된 물질은 많아도 균형된 완전식품은 거의 없다.

필자가 분자교정의학의 이론을 알고부터 봉산물이 두뇌 질환에 효과있을 것으로 생각했다. 두뇌는 체내 산소량의 20%를 소모시키므로 혈액의 공급량도 그만큼 많다는 것을 의미한다. 그렇다면 혈액순환을 잘 시켜주는 프로폴리스도 필요로 하게 된다.

우울증 증세가 있는 사람들에게 「프로킹골드」와 「바이오폴렌」을 주었을 때 우울증에는 확실한 효과가 있다. 가장 오래된 사람은 16년간이나 신경안정제를 먹으며 남포동에서 미장원을 하시던 분이다. 발병 원인은 남편이 돌아간 뒤 남에게 보증까지 섰다가 집까지 날리고부터는 하루도 신경안정제를 먹지 않으면 잠을 이룰 수 없었다고 했다. 두리원 제품을 8개월간 먹고 그 증세는 완전히 없어졌다. 그 외에 중학생을 비롯하여 많은 사람에게 주었을 때 4~6개월 사이에 낫는 것을 경험했다.

상담을 하다보면 너무 힘이 들 정도로 피곤케 하는 사람들이 있다. 이들은 마음이 잘 변하는 사람들로서 하루에도 12번이나 변하는 사람들이다. 이런 사람들이 우울증을 앓고 있는 사람이다. 오전에 물건을 발송해달라고 부탁했다가 몇 시간 지난 뒤에는 그만두라고 한다. 저녁에는 다시 보내달라고 한다. 받은 뒤에는 아들이 그것은 약이 아니고 식품이기때문에 어머니 병은 그것으로 고칠 수 없다고 하니 도로 반송해 주겠다는 말까지 나온다. "영양소의 부족으로 온 병은 영양학적으로 도와주는 것이 근본적인 해결방법입니다"하고 설명을 하면 며칠간 잠잠하다가도 "소화가 덜 된다, 살이 찌는 것 같다"는 등등의 별 얘기가 다 나온다. 그러나 15일만 넘어서면 그런 얘기가 없어진다. 그때부터 숙면이 되기 때문이다. 정신질환자는 잠만 충분히 자면 그때는 이미 병의 절반은 고쳐진 것이다.

　아기가 보챌 때 우유나 젖을 주면 보채지 않듯이 우울증이나 불면증 환자에게 뇌에 필요한 영양소만 충분히 공급해 주면 그런 증세는 없어진다. 여기에는 8가지의 필수아미노산 가운데서도 판토텐산을 더 필요로 하지만, 진정 필요로 하는 영양소는 미네랄, 비타민 같은 미량영양소들이다.

　미국 프린스톤의 뉴저지주립 신경정신병학연구소의 페이퍼(C. P. Feiffer) 박사에 의하면 '정신질환은 미네랄과 미량영양소의 불균형이 주원인이 되어 생긴 뇌의 생화학적 장애'라고 했다.

필자의 주 처방은 화분이지만, 화분도 복합적인 처방이 되었을 때 더 효과적이다. 그 외에 가공된 화분에는 셀레늄(Se) 이외에 몇 가지 항산화물질이 더 첨가되어 있기 때문에 그러한 효과가 더 빨리 나타나는 것으로 여긴다.

정신질환자와 자살자는 선진국일수록 많고 후진국일수록 적다. 이것은 인스턴트식품을 사용하지 않고 1차식품 위주의 식생활을 하기 때문이다. 생활수준이 높을수록 정백식(精白食)을 더하게 되므로 정신질환자도 더 많이 늘어난다. 일본의 한 연구소의 통계에 의하면 5명 중 1명은 정신질환을 갖고 있는 사람들이라고 했다. 우리나라에서도 상당한 사람들이 정신질환을 앓고 있다.

⑩ 벌 같이 일하면 낙오자가 없다

1. 부신피질 스테로이드

　부신피질 스테로이드(Corticosteroid)라 하면 신경통이나 류마티스 관절염을 앓고 있는 사람들은 이 약에 대해서 잘 알고 있다. 환자가 아닌 사람으로는 운동선수들이 잘 안다.

　관절의 통증 때문에 잠을 이룰 수 없을 정도로 심하면 그 부위가 부어서 열기(熱氣)를 느낀다. 그런 환자도 부신피질인 스테로이드 10mg(2알)만 복용하면 잠시 후에는 그 고통이 씻은 듯이 없어진다. 이런 효능때문에 부작용이 있다는 것을 알면서도 이 약을 사용하게 된다.

　스테로이드를 많이 사용한 사람은 아스피린이나 낙센 정도는 효과가 없고, 오직 부신피질 호르몬만이 효과가 있다면서 그 약만을 고집하는 사람들이다. 그런 사람들은 몇 년도 되지 않아 연골은 모두 파손되고 하루만 약을 먹지 않아도 견디지 못한다. 뼈의 변형은 말할 것도 없고, 화장실에 가는 것조차 어렵게 된다. 이런 환자를 류마티스에서는 3기(期)로 본다.

　피부병이나 여드름에도 빠른 효과 때문에 스테로이드가 들어있는 연고를 습관적으로 바르다 보면 미세한 혈관들이 팽창되어 피부색이 붉어지고 피부는 오히려 거칠어진다. 미국에서는 피부에 사용하는 연고에 스테로이드 성분을 극소량으로 사용하게 되어있지만, 우리나라에서는 함량이 높은 것으로 알고 있다. 특히 운동선수들은 근육이완으로 인한 기록경신을 위해 본의 아니게 이 약을 사용한다. 이것을 막기 위해서 국제경기 때에는 약물복용의 유무를 가려내는 철저한 검사를 실시한다.

부신피질 스테로이드가 체내에 들어가면 면역을 키워주는 T임파구와 B임파구를 감소시킨다. 그 중에서도 T임파구의 감소가 더 강하게 일어난다. 이것만이 아니고 혈청 중의 면역체인 글로불린(globulin)의 농도를 저하시키고, 이물질이나 세균, 바이러스를 없애주는 대식세포(大食細胞 : Macrophage)의 기능까지도 억제시킨다.

필자는 오랫동안 관절염을 앓아오면서 부신피질 호르몬제를 많이 사용한 사람들에게는 「바이오폴렌」을 다른 사람들에 비해서 2배의 양을 사용한다. 연골을 재생시키는 것으로 알려진 콘드로이친(Chondroitin)이나 콜라겐(Collagen)의 양도 높인다.

류마티스 관절염이 잘 낫지 않는 고질병으로 낙인을 찍힌 것도 면역은 키워주지 않고 치료제만으로 병을 고치려고 하다보니 잘 낫지 않게 되는 것이다. 면역을 강화시켜 주고, 거기에 치유효과를 높일 수 있는 물질을 적절히 사용하면 류마티스 관절염도 어렵지 않게 고칠 수 있는 병이다.

가벼운 관절염에는 「바이오폴렌」 한 가지만 사용해도 낫게 되는 것은 면역기능의 강화에서 오는 결과이다.

2. 봉산물은 치유효과를 높인다

　나라마다 의사들이 처방하거나 추천하는 대체물질이 각각 다른 것은 국가마다 연구 성향이 다르고, 의사의 처방 경험이나 질병에 따라 다르기 때문이다. 일본에서는 처방전에 키토산을 많이 사용한다. 키토산을 사용하는 의사만도 수천 명에 이른다. 미국에서는 글루코사민과 상어연골, 남미 쪽에서는 프로폴리스, 스웨덴에서는 화분, 한국에서는 인삼을 선호한다. 이런 것은 모두 효과가 뛰어난 반면에 부작용이 없다는 것이 특징이다.

　키토산이나 상어연골은 연골을 재생시키는 조골세포(造骨細胞)의 기능까지 가지고 있다.

　80년도 이후에 들어와서 관절염 환자가 많아지고 암 환자가 기하급수적으로 늘어난 것도 우리의 인체를 구성하고 있는 세포막이 약해져 활성산소(유해산소)나 산성체액에 견디지 못해 거기에서 만들어낸 유해물질이 관절염이나 암을 유발시키는 요인이 된 것이다. 이런 내용은 「염(炎)을 잡아야 류마티스 관절염 낫는다」는 책에 상세히 서술해 두었다.

　모세혈관과 세포 사이에 있는 결합조직을 나쁘게 만드는 효소가 콜라게나아제(Collagenase)이다. 관절염환자나 암환자들의 결합조직에는 이러한 효소들을 많이 가지고 있다. 이것을 재생시키는 역할을 갑각류의 껍질에 들어있는 키토산(Chitosan)과 상어연골에 들어있는 콘드로이친(Chondroitin)이 하고 있다. 여기에 프로폴리스를 첨가시켜 류마티스나 퇴행성 관절염에 치유 효과를 높여 놓은 제품이「류마-21」이다. 류마(Rheuma)의 뜻은 위로부터 흘러내려오는 병이라 하여 고대 희랍어에서는 류마티스를 흐르는 병의 뜻으로 류마(流摩)로 표현했다. 류마티스는 세균이나 바이러스에 의해 감염된 병이 아니고, 면역기능이 약해지면서 만들어진 독소가 흘러내려 그것이 축적되어 발병되는 병이 류마티스라 했다.

「류마-21」은 21세기에 각광받을 제품이라는 뜻도 내포하고 있지만, 본 뜻은 류마티스 관절염을 21년간 앓았던 사람이 개발했다는 뜻에서 붙여진 이름이다.

그 효과가 너무 뛰어나기 때문에 류마티스 관절염은 뼈의 변형만 오지 않았으면 고칠 수 있다. 변형이 와도 염은 잡을 수 있다. 여기에는 면역 강화도 필히 병행시켜야 한다. 만성질환은 면역력 강화 없이는 근본적인 해결이 어렵기 때문이다.

「류마-21」은 프로폴리스를 첨가시켜 다른 성분의 기능을 높여 관절염에 더 효과있게 개발시킨 제품이다. 30대 초반의 관절염환자들은 5~7개월에 낫는 경험들을 얻고 있다. 심한 관절염환자도 6개월이면 진통제를 끊거나 줄일 수 있다.

「프로킹골드」는 다량의 프로폴리스가 들어있고, 거기에 키토올리고당을 함유시켜 암, 간경화, 알레르기 비염, 기관지염, 당뇨를 위해 만들어진 제품이다. 프로폴리스 단독으로 사용하였을 때와는 비교가 되지 않을 정도로 효능이 높다. 얼굴이 나쁜 간질환 환자들도 2개월이면 얼굴색이 달라지고, 오른쪽 갈비뼈 밑을 눌러서 통증을 느끼는 환자도 3개월이면 그 증세를 못 느낄 정도로 좋아진다.

프로폴리스는 혈액순환과 청혈작용에 확실한 효과가 있으면서 부작용은 거의 없기 때문에 의료업 종사자들도 프로폴리스의 효능을 알게 되면 프로폴리스를 많이 이용하게 될 것으로 여긴다.

3. 엄호 사격하는 포병부대

우리 국민이 T임파구에 대해 알게 된 것은 재미의학자 이상구 박사가 내한해서 T임파구의 필요성을 많이 강조했기 때문이다. 우리 몸에 T임파구가 부족하면 저항력이 떨어져서 여러 가지 병들을 유발한다.

만성병에서 해방되는 길은 T임파구나 B임파구를 강화시켜 면역력을 높이는 길밖에 없다. 면역강화에는 링거 주사나 알부민 주사 한 대 맞는 것보다 된장이나 김치를 먹어서 힘을 얻는 것이 더 효과적이다. 여기에는 양보다는 질이 항상 우선이다. 백미에서 얻는 것보다 현미에서 얻는 것이 크고, 현미도 유기농법으로 재배된 현미가 좋다. 된장찌개도 방부제나 정제염으로 만든 것보다는 집에서 천일염으로 잘 발효된 된장이 몇 배나 좋고, 여기에 다시마, 멸치가 듬뿍 들어간 된장찌개는 면역강화에 좋은 식품이다.

장기간 류마티스 관절염을 앓고 있는 사람들은 이름만 들어도 쉽게 알 수 있는 병원에서 5~6년간 약을 먹고 있는 중에 하루만 약을 안 먹어도 통증이 오고, 3일만 먹지 않으면 처음 병원에 갈 때처럼 벌겋게 붓게 된다고 했다. 그래서 그 이유를 의사에게 물어보았더니 "환자인 당신은 때에 따라서는 평생 동안 약을 먹어야 한다"는 말을 듣게 되었다. 현대의학이 급속히 발달해 왔어도 유독 류마티즘 치료제만은 개발되지 못한 것이 아닌가 하고 회의를 느낀다고 했다.

현대의학에 1차식품을 병행시키면 만성질병에서 벗어나는 확률은 더욱 높아질 수 있다. 나이가 젊고(30대 초반), 초기 류마티스 환자에게는 「류마-21」 하나만 사용하여도 낫는 예가 있었지만, 만성화된 류마티스 환자에게는 필히 「바이오폴렌」을 사용한다. 용량도 일반적으로 사용하는 양이 아니고 보통 사람 배의 양을 사용한다. 2개월만 사용해도 분명한 효과가 있게 되고, 6개월 정도 사용하면 70~80%는 진통제나 스테로이드가 든 약을 끊거나 줄일 수 있을 정도로 호전된다.

모아둔 신문자료 중에서 K신문의 기사에 "류마티스 관절염을 완전히 고칠 수 있는 의사는 이 세상에는 아직 없다"고 한 기사를 보게 되었다. 신문의 기사는 수십만 명 혹은 수백만 명이 보는데 그런 무책임한 글을 쓸 수 있을까 하는 생각이 들었고, 류마티스 환자가 이 기사를 읽었다면 큰 실망을 했을 것이다.

이런 글을 쓰게 된 것도 임의로 쓴 것이 아니고, 가족 중에 누가 류마티스를 앓게 되어 정형외과에 찾아갔을 때 의사가 한 말을 그대로 옮겨서 쓴 것으로 생각했다.

면역을 강화시키는 방법을 적용시키면 류마티스 관절염이나 암도 어렵지 않게 낫는다. 류마티스 관절염은 특히 염(炎)만 잡아주면 낫는다. 그러나 여기에는 면역을 강화시키는 방법도 필히 따라야 한다.

적이 진지를 공격하려고 하면 선두에 서는 보병부대의 역할도 중요하지만, 후방에서 지원하는 포병부대도 중요하다. 관절염에는 염을 잡는 보병부대가 있는가 하면, 면역기능과 같은 엄호사격을 해주는 포병부대도 있어야 한다.

4. 건강한 에너지

차가 움직이려면 기름이 필요하듯이 사람의 활동에도 에너지가 필요하다. 사람이 살아있다는 증거가 활동이고, 활동에는 에너지가 요구된다.

우리가 얻고 있는 에너지원은 단백질, 지질, 당질이다. 이 중에서 많은 에너지를 얻고 있는 것이 당질이며 쌀이나 보리, 밀 등의 곡류에서 얻을 수 있다. 그 외에 고구마에서는 전분의 형태로 얻는다.

당질은 섭취했다고 해서 바로 에너지가 되는 것은 아니다. 에너지가 되기 위해서는 물레방아 돌아가듯이 회전하면서 구연산, 사과산 등으로 연소작용이 이루어지면서 에너지가 발생한다. 이때 남은 부산물은 탄산가스와 물로 배출된다. 이것을 발견한 사람은 한스 크렙스(Hans Krebs)이고, 그의 이름을 따서 크렙스 회로(Krebs Cycle)라고 한다.

과식으로 속이 더부룩할 때 구연산이 함유된 매실 엑기스나 식초를 희석해서 마시면 속이 시원하고 편안함을 느끼는 것도 이 때문이다.

우리가 지금 당질에서 얻는 열량이 전체 열량의 65~70%를 차지하고 있다. 이것이 85% 이상이면 후진성 식생활에 속한다. 장작에 불을 붙일 때는 불쏘시개가 필요하듯이 당질을 에너지화시킬 때 불쏘시개와 같은 비타민B와 칼슘을 필요로 한다.

장작을 태울 때 불쏘시개가 좋지 않으면 불이 잘 타지 않고 연기만 나듯이 우리 음식물에도 불쏘시개가 부족하면 불완전 연소에 의해 피루브산이 발생한다. 이것이 축적되면 산성물질인 젖산이 된다. 우리 몸에 젖산이 많으면 산성체액이 된다. 혈은 선명하지 못하고 검붉으면서 탁해진다. 질병의 90%는 산성체액에서 오게 된다. 여기에서 벗어나기 위해서는 정백식에서 껍질음식으로 바꿔야 한다. 하나님이 인간에게 먹거리를 주실 때 동물과 다르게 했다. 동물은 풀에서 에너지를 얻을 수 있도록 효소를 주었고, 인간에게는 그것을 주지 않았으므로 풀만 갖고는 살 수 없도록 했다. 그 대신 겉껍질을 벗기되 속껍질을 다 먹도록 했다. 그러나 이것까지도 알뜰히 버리고 먹다보니 혈이 탁해지면서 여러 가지 병들이 유발케 된 것이다.

쌀을 덜 찧어서 먹었던 70년도 이전만 하여도 암은 희귀병이었고, 류마티스 관절염은 듣지도 못했던 병명이다. 현재 유명한 류마티스 전문의가 있는 병원에서 진찰 받으려고 줄 서있는 환자가 10만 명이나 된다니 정말 놀랄 일이다. 이것은 모두가 식생활의 잘못에서 온 화의 결실이다.

현미식 하나만 하면 모든 것이 다 해결될 것으로 생각하고 있지만 그렇지 않다. 그 당시는 토양이 비옥해서 현미식 하나만 해도 다른 영양소는 과일의 껍질이나 채소에서 얻을 수 있었다. 그러나 지금은 과일을 껍질째 먹기가 두려울 정도로 농약의 잔류가 많아서 먹을 때는 언제나 껍질을 벗기고 먹는다.

채소는 퇴비 구경을 못하고 화학비료만 잔뜩 먹고 자라서 겉보기에는 싱싱하지만 속은 바람 든 무같이 미네랄은 결핍되어 있다. 이런 채소에서 우리가 필요로 하는 칼슘이나 미량 영양소를 얻는다는 것은 어렵다.

현미식을 했을 때는 독소를 배출시키는 피틴산(Phytic Acid)이 백미에 비해 6배나 더 함유하고 있어서 칼슘을 평소보다 더 섭취해 주어야 한다. 현미식을 하면서 칼슘의 보충이 없으면 백미식 하는 사람보다 뼈는 더 약해질 수 있는 약점을 가지고 있다. 비타민B가 풍부한 현미식과 채소, 칼슘이 많이 들어있는 멸치를 좀 더 보충시켜 주어도 질병을 없애는 데는 일등 식품이 된다.

이스라엘의 선지자 호세아는 "내 백성이 지식이 없으므로 망하도다(호세아 4:6)"하고 탄식했지만, 지금 우리 국민들은 건강에 대한 지식은 많아도 참 건강을 가져다주는 먹거리에 대한 지식 부족 때문에 종합병원을 아무리 많이 지어도 부족할 정도로 환자들은 늘어만 가고 있다.

토양이 비옥하고 건강했을 때는 우리 몸에 특별한 건강식이 필요 없었다. 있었다면 단백질만 조금 보충해 주면 모든 것이 해결되었다. 그러나 지금은 단백질보다 미량영양소가 더 필요하기 때문에 건강식품이 필요해졌고, 화분 같은 특수 영양소를 요구하게 된 것이다.

5. 국민이 건강하려면

화분을 늘 사용하고 계시는 목사님으로부터 오늘 이러한 전화를 받았다. "교회에 있는 집사(교회 일을 전담)가 하는 일이지만 내가 손수 망치질 하는 것이 좋아 일을 하다가 위에서 떨어지는 판자 때문에 머리에 상처를 입고 열 바늘이나 꿰맸다"고 했다. 며칠 후 치료하는 의사가 "상처가 너무 잘 낫는다"는 말까지 하더라고 했다.

목사님은 면역력이 강해져서 감기도 잘 하지 않을 뿐 아니라, 감기를 해도 약 1~2첩으로 나을 수 있는 체질로 바뀌었는데, 그 정도의 상처는 쉽게 낫지 않겠느냐 하는 전화였다.

이 전화를 받고 나니 수년 전에 받았던 전화가 생각났다.

식구 전체가 화분제품을 사용하고 있었는데 초등학생 아들이 잘못하여 뜨거운 물에 3도의 큰 화상을 입었다고 했다. 치료받는 과정에서 다른 화상 환자에 비해 효과가 아주 좋다보니 "혹 이 어린이에게 특별히 먹이는 것이 없느냐?" 하면서 의사가 묻는 일까지 있었다고 했다. 퇴원을 다른 사람에 비해 빨리 할 수 있었던 것은 두리원에서 준 「바이오폴렌」덕인 것 같다고 했다.

면역을 키우는 것은 토양에 퇴비를 넣어 주는 것과 동일한 원리이기 때문에 어느 한 병에만 국한된 것이 아니고 모든 질병에 다 적용된다. 토양에 유기질 함량치가 높으면 농약 사용량을 절반으로 줄여도 병해가 없다. 식물 자체가 강하면 병해에도 강해진다.

시골에서 생활할 때 필자는 벌(蜂)로 수익을 올렸고, 아내는 누에를 많이 길러서(년간 15장=30만 마리) 높은 소득을 올렸다. 우리 집은 어떻게 보면 벌레로 살아간 집이었다. 누에를 기르다보면 매년 20~30%의 실패율이 생긴다. 그러나 우리 집은 이상하게도 10년간 누에를 길렀지만 실패가 없었고, 누에 공판장에 나가면 언제나 1등급보다 높은 수(秀)등급을 받아서 남들로부터 부러움을 샀다. 10년간 누에를 길렀어도 그 이유를 몰랐다가 자연의학을 연구하고 나서 그 원인을 찾게 되었다.

이때는 우리나라가 오래된 가난의 허물을 벗기 시작한 70년대였다. 시골에서는 새마을운동의 열기가 고조되어 앞집, 뒷집 할 것 없이 초가지붕을 슬레트나 기와로 개량할 때다.

한 채의 지붕을 개량하면 거기에서 나오는 썩은 새(초가집의 지붕을 이기 위하여 엮은 짚)는 보통 트럭으로 3~4대(1대 2t) 분량이었다. 몇 채의 지붕을 개량한 썩은 새는 모두 뽕밭에 넣었다. 많은 양을 넣다보니 땅이 안 보일 정도여서 풀이 올라올 수 없었다. 그렇다보니 제초제가 필요없었고, 세균이나 바이러스에 의한 병도 없다보니 살균제도 사용할 필요가 없었다. 비료를 주어도 질소질 위주가 아니고 뽕잎을 튼튼하게 하는 칼리비료를 항상 더 넣었다.

뽕밭에 넣은 썩은 새는 1년만 지나면 유기질 퇴비로 변하게 되므로 토양은 비옥할 대로 비옥해졌다. 그러다보니 토양 속에는 지렁이가 많았고, 농약 살포없이도 양질의 뽕잎을 생산할 수 있었다. 질 좋은 뽕잎을 먹은 누에는 여느 집 누에보다 건강했다. 입에서 뽑아내는 실의 양이 많아 고치의 견층이 두꺼웠고, 중량도 남의 고치에 비해 더 나갔다. 이래서 항상 수(秀) 등급을 받았던 것이다.

식물도 면역이 강하면 병충해가 적고, 곤충이나 동물도 병에 강해진다. 이것은 약으로 해결되는 것이 아니고 복합영양물질이 체내에 들어갔을 때 가능하다. 화분만을 사용해야 건강해진다는 것은 결코 아니다. 이 원리를 인체에 적용시키면 누구나 건강해질 수 있다.

우리 국민이 토양의 원리를 인체에 적용시키면 세계에서 가장 건강하고, 두뇌도 가장 우수한 민족이 될 수 있다. 그리고 노동력도 최대 양질의 노동력을 얻는다. 토양이 황폐화될 때 질병도 많이 늘어나겠지만, 국민의 지능도 낮아지지 않을까 하는 우려마저 생긴다.

6. 시기는 뼈를 썩게 한다

성경에는 지혜의 장이라고 하는 잠언(箴言)서가 있다. 이것을 기록한 솔로몬왕은 하나님으로부터 지혜를 얻어 지혜의 왕으로 널리 알려졌다. 이집트와 인접해 있던 스바여왕까지도 그 지혜를 흠모하여 많은 예물을 가지고 찾아온 바 있었다.

해결이 어려운 일에 부딪치면 솔로몬의 지혜가 필요하다는 말을 가끔씩 한다. 솔로몬의 대표적인 재판 가운데 이런 일이 있었다. 한 집안에 사는 두 여자가 같은 시기에 아들을 낳았다. 한 여자가 잠을 자다가 아이가 깔려 죽게 되니 남편으로부터 들을 원망이 두려워서 죽은 아이를 그 이웃방에 갖다 놓고 대신 그 방에 있는 아이를 안고 왔다. 서로가 자기 아들이라고 주장하니 하부 기관에서는 진위를 가리기가 어려워서 솔로몬왕에게까지 그 재판 건이 올라갔다.

솔로몬왕은 큰 칼을 옆에 두고 아기를 반쪽씩 잘라서 나누어 주겠다고 했다. 한 여자는 눈물을 흘리면서 제발 그렇게 하지 마시고 이 아기를 저 여자에게 주십시오 하고 간청했지만, 한 여자는 왕의 처분에 맡기겠다고 했다.

아기의 친모는 아기가 죽는 것을 원치않아 저 여자에게 주라고 한 그 여자였다. 재판의 결과를 보면 쉬운 재판이지만 그러한 판결을 내릴 수 있었던 것은 평범한 지혜로는 할 수 없는 일이다.

지혜의 왕이라고 한 솔로몬이 기록한 잠언서에 보면 이런 귀한 말들이 많다. "채소를 먹으며 서로 사랑하는 것이 살찐 소를 먹으며 서로 미워하는 것보다 낫다(잠언 15:17)"고 했다.

"선한 말은 꿀송이 같아서 마음에 달고 뼈에 양약(良藥)이 된다(잠언 16:24)"고 했지만 "시기는 뼈를 썩게 한다(잠언 14:30)"고 했다. 시기가 얼마나 무섭길래 뼈를 썩게까지 하겠는가 하지만 시기, 질투는 우리 몸에서 혈을 탁하게 만드는 아드레날린(Adrenalin)이라는 호르몬을 분비케 하므로 통증을 더 유발시킨다.

아픈 사람도 순간적이나마 기쁨을 느끼고 일에 몰두하면 통증을 덜 느낀다. 이때 우리 몸에서 T임파구라는 호르몬이 분비되어 통증을 완화시켜 주는 작용을 한다. 관절염 환자가 고스톱만 치면 아픈 것을 잊는다고 하는 것도 이 때문이다.

어머니가 류마티스 관절염을 앓았기 때문에 남들이 앓지 않은 관절염을 자식인 내가 앓게 되었다는 생각이 내 머리 속에서 떠나지 않았다. 그러다보니 어머니가 옆에만 있어도 통증이 더 심해져 때로는 어머니에게 듣기 싫은 소리까지도 했다. 그렇지만 어머니는 오죽하면 저런 소리를 할까 하고 언제나 너그럽게 이해하여 주셨고, 관절염에 좋다는 것이 있으면 천리 길도 멀다하지 않고 구해오곤 하셨다.

토끼에 마늘을 넣어서 삶아먹으면 관절염에 좋다는 말을

어디에서 듣고 토끼를 직접 키워서 잡아 더운물에 담궈 털까지 뽑아 삶아준 것을 몇 마리나 먹었다. 키워서 잡아 주는 것은 시장에서 구입하는 것보다 몇 십 배나 더 어렵다(관절염에는 효과가 적어도 허약체질에는 아주 좋음).

어머니는 아들인 나를 위해 모든 것을 다 바쳤고, 모든 것을 다 희생했지만 내 자신은 어머니께 사랑한다는 마음 한번 보여주지 못했으니 나는 옹졸한 아들이었고, 불효의 자식이었다. 불효는 부모 마음 기쁘게 해주지 못하는 것이 곧 불효임을 어머니를 통해 깨닫게 되었다. 특히 병이 잘 낫지 않는 사람은 남을 미워하거나 증오심을 가지고 있는 사람들이 많다.

심통이 있는 시어머니는 "며느리 얼굴만 봐도 밥맛이 없다" 했고, 어떤 며느리는 "시어머니 음성만 들어도 머리가 아프다"고 했다. 이러한 사람은 그 마음을 풀지 않는 한 어떤 약을 사용해도 그 병은 잘 낫지 않는다. 그 중에서도 관절염이 더하다. 모든 감정에서 나오는 시기나 질투는 뼈 속에서 축적된다. 그래서 큰 슬픔을 당하면 "뼈에 사무치는 한을 갖는다"고 했다.

시기나 미움은 뼈의 세포까지 그 기질을 갖게 하므로 뼈를 썩게 만들지만, 남을 사랑하는 마음은 썩는 뼈까지 치유케 한다. 그래서 사랑하는 세포를 많이 갖는 것이 곧 면역을 높여주는 것이 된다.

성경은 용서나 허물을 덮은 것만이 사랑이 아니고 "모든 것을 참으며, 모든 것을 믿으며, 모든 것을 바라며, 모든 것을 견디는 것도 사랑이다(고전 13:7)"라고 했다.

7. 활성도가 살아있는 화분

제일 좋은 화분은 벌들이 타액과 꿀을 첨가시켜 벌통 안에서 발효된 화분이 제일 좋고, 그 다음이 인위적인 방법에 의해 발효시킨 화분이다.

화분은 건조 방법에 따라 효능이 달라진다. 건조시킬 때는 태양 건조가 제일 좋고, 그렇지 않으면 건조기에 넣어서도 저온에서 건조시켜야 한다. 화분을 건조시킬 때 45℃이상에서 건조를 시키면 화분의 효소들이 사멸될 수 있다. 제일 좋은 것은 40℃이하에서 건조시키는 것이 좋다. 그렇게 하자면 건조기에 넣어서 보통 70시간 이상 경과되었을 때 수분이 10% 이하가 되어 보관력이 좋아진다.

화분을 70~80℃에서 건조시키면 몇 시간이면 건조가 가능하다. 한 양봉인이 고추 건조기에 넣어서 고온에서 건조시킨 화분을 보내왔다. 이것을 판매할 것인가? 돌려줄 것인가? 하고 이틀간 고심하다가 결국 돌려주었다. 그분은 나에게 많은 불만을 했을 것이다. 남들은 건조가 잘되었다고 칭찬할 화분을 돌려보냈으니 말이다.

가공된 화분을 건조기에 넣어서 장시간 건조시키는 방법 이외에 다른 방법을 모색하다가 찾아낸 것이 비닐하우스 건조였다. 1차 비닐하우스에서 건조시킨 다음에 건조기에 넣으면 저온 상태에서도 몇 시간 이내에 건조가 이루어진다.

보사부 허가까지 받았던 건강보조식품제조업체가 비닐하우스를 공장 내에 설치해 두면 미관상으로도 좋지 않고, 활동하는 데도 불편한 점들이 많다. 그렇지만 비닐하우스를 만든 것은 화분이 갖고 있는 본연의 영양소를 그대로 유지시키겠다는 뜻에서 한 것이다.

환자들에게는 열을 가한 음식보다는 생체식을 권한다. 생체에는 효소가 살아있고, 영양소들이 그대로 있지만, 열을 가할 때는 세균들이 사멸되면서 영양소도 같이 파괴된다. 열에 약한 비타민C는 열을 가했을 때 찾아보기 어렵다. 미네랄 성분이 많은 미역, 다시마는 열을 가해도 별 해가 없고, 섬유질이 많은 콩잎도 그렇다.

화분이 활성도가 살아있을 때 효능이 높다. 화분에 그러한 것이 없으면 그 화분은 이미 죽어있는 화분이다.

8. 감기를 달고 다니는 어린이

감기를 많이 하는 어린이를 둔 부모들은 감기를 달고 다닌다는 말을 잘 사용한다. 감기를 잘 하지 않는 어린이도 1년에 몇 번은 한다. 소아과 전문의의 말에 의하면 1년에 6~8번 정도 하는 것은 정상이라고 한다.

그러면 9번 이상이면 많이 하는 것이 아니냐고 반문할 수 있다. 그러나 감기에 걸려도 1~2일에 낫는 어린이가 있는가 하면 한번 걸렸다하면 1~2주일 가는 어린이들도 있다. 이런 어린이는 1년에 7~8번만 해도 감기를 달고 다닌다는 말을 할 수 있다.

감기를 자주 하는 어린이는 비염이나 기관지염을 잘 앓게 된다. 감기가 잦다는 것은 몸에 저항력이 떨어져 있다는 것을 알려주는 것이므로 한두 가지의 질병은 늘 따라 다닌다.

비염이나 기관지염도 1주일 정도 치료받으면 나을 수 있지만, 때로는 얼마 지나지 않아 다시 재발하는 수가 있다. 이것이 되풀이 되다보면 5일 만에 낫던 병이 15일 다녀도 낫지 않을 때가 있다. 이렇게 되면 자식의 저항력이 떨어진 것은 생각지 않고, 의사의 기술 부족으로 낫지 않는 것으로 여길 수 있다.

어느 종합병원에서 소아과 과장으로 근무했던 유명한 의사가 개업한 병원에는 며칠이면 백발백중으로 낫는다는 말을 듣고 찾아가면 들었던 대로 낫는다. 그 원인은 내성이 없는 새로운 항생제를 사용했기 때문이다. 그곳도 몇 번 다니다보면 전과 같이 효력을 잃게 된다.

감기를 달고 다니는 아이에게 5분도 현미식을 6개월만 먹여도 절반으로 줄여지고, 거기에 화분제품을 병행시키면 감기하라고 내어놓아도 하지 않는다. 감기를 해도 주사 맞기 위해서 병원에 갈 필요가 없다. 전에 먹다 남은 약 1~2첩만 있어도 쉽게 낫는다.

병을 달고 다니는 아이에게 병원만 찾도록 할 것이 아니라 산성식품인 인스턴트식품이나 탄산음료를 줄이고 99%의 나트륨인 정제염으로 만든 간장, 된장 대신 90여 종의 미네랄을 함유하고 있는 천일염으로 만든 간장, 된장만 먹여도 감기만이 아니고 아토피성 피부염에도 도움이 된다.

　우리 아기 어떻게 하면 건강할 수 있을까 하고 신문이나 월간지의 건강란만 찾으려 하지 말고 건강서적에서 해결방법을 찾는 것이 더 좋을 수 있다. 간혹 1~2권의 건강서적만 읽고 거기에 빠지거나 맹신하는 사람들이 있다. 거기에는 과장도 있을 수 있다. 그러나 20~30권의 건강서적을 읽고 나면 다소 옥석을 가릴 수 있는 지식을 갖게 된다.

9. 「에이스폴렌」

　농축시킨 꿀이 아닌 비농축 꿀에 다년생 화분을 가지고 벌통 내부의 온도(30~35℃)에 맞추어 발효시켰을 때 그 효력은 일반 화분과는 비교할 수 없을 정도로 좋을 것이다. 이런 생각에서 시험용으로 충매화 화분으로 만들어둔 것이 있었다.

　화분 중에서도 풍매화 화분이 소화가 덜되므로 아기나 어린 아이들에게는 충매화 화분이 더 좋다.

　필자가 아는 분의 아기가 병원에 통원치료를 받고 있는데 전보다 더 약해져있다고 했다. 우유까지 먹지 못해 지칠 대로 지쳐있어 부모로서도 어찌할 수 없다는 이야기를 들었다. 그 상태에서는 소화가 잘 되는 충매화 화분을 주어도 소화를 시켜내지 못한다. 소화시킬 수 있는 것은 발효시킨 화분 뿐이라는 생각이 들어 시험용으로 만들어 두었던 것을 주었다. 열흘이 지났을 때 아기의 아버지가 찾아와서 필자의 손을 덥석 잡으면서 "우리 집 아이가 이제 우유를 한번에 150㎖ 먹을 수 있게 되었다"면서 너무 고마워했다. 지금도 그때의 모습을 잊지 못하고 있다.

그 아기는 매일 통원치료를 받다보니 오고 가는 길에 지치고, 병원 치료에도 지치게 되었던 것이다. 그렇게 되면 조금 남아있던 저항력도 없어지고 식욕도 완전히 떨어진다. 어른이 억지로 미음이나 죽을 먹을 때는 입맛이 있어서 먹는 것이 아니고 살기 위해서 먹는 것이다.

아기는 어른과 달라 먹기도 싫고, 먹을 힘도 없으면 먹는 것 자체를 거부한다. 그 상태가 며칠만 계속되어도 탈수현상이 나타나서 체중은 하루가 다르게 줄어든다.

"발효된 화분은 다소 많은 양을 먹여도 해가 없으므로 먹일 수 있는 데까지 먹여 주십시오. 먹일 때는 우유에 조금씩 타서 주는 것이 좋을 것입니다"하고 일러 주었다. 이틀간은 억지로 조금씩 주었는데 먹는 양이 급격히 늘어났다면서 너무나 좋아했다. 발효 화분이 몸의 기능을 도와주었기 때문에 식욕이 생겨난 것이다.

그 이후에는 밥을 먹지 못해 허약해 있는 어른들에게 주어도 좋은 반응을 얻었다. 이것을 시험용으로만 만들 것이 아니라 상품화시켜야 한다는 소비자들의 요청이 있어서 「에이스폴렌」이라는 명칭으로 상품화시켰다.

10. 벌같이 일하면 낙오자가 없다

 사회적 구성요건이 가장 잘된 곳이 꿀벌사회이다. 사회주의하면 계급이 없는 것으로 인식되지만, 계급차별이 가장 심한 곳이 사회주의이다. 거기에는 하달식만 있고 경쟁의식이 없기 때문에 하루에 8시간을 일해도 노동의 질은 4~5시간밖에 되지 않는다.

 이로 인해 사회주의가 붕괴되었다. 붕괴는 경제 파탄에서부터 왔고, 경제 파탄은 노동력 저하에서 비롯되었다. 중국이 자본주의 경제를 도입하고 사유재산을 인정하는 것도 이 때문이다.

 꿀벌사회에서는 두령도 없고, 왕도 없다. 여왕벌이 있지만 위에서 군림하거나 통솔하는 왕이 아니고, 번식을 위해 산란만 한다. 그렇지만 일벌로부터 보호를 받고 로얄제리를 받아먹는 최고의 대우를 받는다.

 일은 타인이 시켜서 하는 것이 아니고, 모두가 자발적으로 하기 때문에 일도 연령에 따라 하는 것이 다르고 철저한 분업사회로 이루어져 있다

 출생한 지 1~3일이 되면 자신의 몸을 청소하고 여왕벌이 산란할 수 있도록 벌집 안을 깨끗이 청소하는 일을 맡는다. 3~6일이 경과하면 인두에서 내는 점액물질(로얄제리)로 유충

들에게 먹이를 주고, 봉개(封蓋)가 덜된 유충들 키우는 일에만 전력을 다한다. 6~7일, 이때가 되면 내부의 어려운 일들을 맡게 되고, 10일 이후에는 비상(飛上)을 위해서 체력관리에도 힘쓰는 기간이 된다.

12~18일에는 유선(乳腺-로얄제리 분비선)의 기능은 쇠퇴하고, 밀랍선의 분비는 발달하게 된다. 일벌들에게는 최고의 전성기이다. 20일 이후가 되면 감시 능력이 뛰어나기 때문에 소문 경비를 자진해서 맡는다. 꿀이나 화분 채취보다 더 어려운 프로폴리스 채취도 이때부터 하게 된다.

벌들은 너무 근면하기 때문에 양봉하는 사람들도 모두 부지런하다. 농민들이 양봉인을 볼 때는 노는 직업으로 보이지만, 벌통을 내검해야 할 날짜에는 만사를 제쳐놓고 내검을 해야 한다. 그렇기 때문에 게으른 사람이 양봉을 시작하면 영락없이 실패하는 직업이다. 자신이 게으르지 않다고 여겨지거나 퇴직을 하고 일거리가 없는 사람은 부업삼아 양봉을 하는 것도 괜찮다.

필자는 67년도에 누구에게 배우지도 않고 양봉을 시작했지만 "내 자신이 벌같이 부지런히 일하면 사회에서 낙오자는 결코 되지 않을 것이다"라는 생각을 갖고 일을 했기 때문에 국내에서 발간된 양봉서적들은 거의 다 탐독할 수 있었고, 20년 가까이 양봉일지도 쓸 수 있었다. 그 결과가 "영천에서 양봉해서 성공한 사람은 김해용뿐이다"라는 소리까지 듣게 되었다.

「토양과 인체는 동일하다」는 이론을 체득하고 21년간 앓아오던 류마티스 관절염에서 벗어나게 되자 양봉보다는 건강 쪽에 더 관심을 갖게 되었다. 아픈 사람을 보면 저렇게 하면 저 병은 나을 수 있을 것인데, 하는 생각들로 가득 차다보니 직업전환을 안할 수가 없었다. '벌같이 열심히 일하자, 그러면 결과는 있을 것이다' 이런 생각을 가지고 직업을 전환했기 때문에 20년간 읽은 건강서적만도 수백 권이 되었고, 1999년도에는 「염(炎)을 잡아야 류마티스 관절염 낫는다」는 책을 출간함으로써 '나' 라는 존재가 조금이나마 알려지게 되었고, 이름도 없던 「두리원」이 급부상하게 되었다.

「면역을 키워야 만성병이 낫는다」는 책은 제목도 길지만, 이 책의 수명도 오래 갈 것으로 여긴다. 이 책을 낼 수 있었던 것도 화분을 많이 취급했다고 해서 된 것은 아니다. '벌같이 열심히 일하면 낙오자는 되지 않는다' 는 평범한 집념이 있었기에 몇 권의 책까지 쓸 수 있게 된 것이다.

의료업 종사자들이 자연요법에 관한 책들을 읽어준다면 만성병 환자들은 점차 줄어들 수 있다.

11 체험기

1. 류마티스에서 낫게 되다

〈부산 북구 금곡동 1108번지 주공@ 403동 906호 이미형〉

저는 부산 장전동에 있는 부산대학교 앞에서 이레미용실을 운영하고 있는 이미형(여, 46세)이라고 합니다.

제가 류마티스 관절염을 언제부터 앓게 되었는지는 분명히 알 수 없지만, 처음 진단을 받은 것은 1998년 12월 26일입니다. 이날을 기억할 수 있게 된 것은 크리스마스 다음날이었기 때문입니다. 그러나 이전부터 앓아오던 여러 가지 질병들로 인해 하루하루가 제게는 모두 고통이었습니다.

제가 9세에 심한 볼거리를 앓게 된 것이 목에까지 이상이 왔습니다. 그것때문에 장장 6년간이나 고생했습니다.

17세 때는 급성 위궤양으로 입안에서 피를 마구 토하자, 수술 이외에는 다른 방법이 없다고 해서 수혈을 받아가면서 3시간이나 소요되는 대수술을 받았습니다. 수술 이후에는 전보다 식사량은 조금 늘어났지만, 몸은 항상 나쁜 상태에 있었습니다.

하나님을 알지 못하였던 19세 때는 고통과 어려움이 따르는 환경에서 살 바에야 차라리 죽는 것이 낫겠다는 생각이 들어 수면제를 다량 복용했습니다. 그러나 죽지 않았고 이틀 만에 눈을 떴을 때는 소독약 냄새가 풍기는 병원 침대였습니다. 이런 일로 인해 건강은 더욱 나빠졌습니다.

1년 뒤에는 2층 옥상에 청소하러 올라가다가 정신을 잃고 마당에 떨어져 이틀간 의식을 잃기도 했습니다. 내 생명의 끈기는 눈(雪) 속에서도 푸른 잎을 잃지 않고 있는 인동초(忍冬草)보다 더 강하다는 것을 느꼈습니다.

그 이후부터는 언제나 낙심과 좌절 속에서 살 것이 아니라, 여기에서 벗어나 새로운 삶을 개척해보자는 뜻에서 결혼도 했고, 예수도 믿게 되었습니다.

부지런히 일하고 알뜰히 하면 모든 것이 해결될 줄 알고 몸은 돌보지 않고 일에만 전력을 다했습니다. 수출품의 스웨터 뜨개질, 수입품 행상 등 돈이 된다면 물불을 가리지 않고 일해 왔습니다.

부부가 열심히 일한 덕분에 가정 형편은 나아졌지만, 몸은 더욱 나빠졌습니다. 밤만 되면 팔 다리가 저리고 아려서 잠을 잘 수가 없었고, 때로는 팔이 내 몸에 붙어있는 지도 모를 정도로 감각이 둔해 있었습니다.

그러던 중 한 친구로부터 고향 후배가 류마티스 관절염을 앓으면서 화장실 가기도 어렵게 되었다는 이야기는 들었지만, 내 자신이 밤마다 아픈 병이 류마티스인지는 꿈에도 생각지 못했습니다.

평소 1주일에 한두 번 하던 몸살이 98년 10월부터는 하루에도 한두 번씩 열이 펄펄 나고 갑자기 오한이 올 때는 몸을 떨면서 뜨거운 이불 밑에 들어가도 손발은 여전히 시렸습니다.

오른손의 손가락 마디가 붓고 발목이 붓기 시작하자, 너무 쑤기고 아려서 산다는 그 자체가 고통이었습니다. 이 병원, 저 병원을 찾아다니며 고통을 호소하는 가운데 모든 검사를 다 받았습니다. 그 결과 쓸개에 돌이 들어있어 염증이 생겼고, 류마티스 인자의 염증 수치가 아주 높다는 진단도 받았습니다. 류마티스 염증 수치가 높다고 할 때는 가슴에 메이는 아픔이 있었고, 미용실도 운영하기가 힘이 들어 처분하려고 했습니다.

99년 1월 11일 쓸개의 돌 제거 수술을 받고 난 후에도 팔다리에서 오는 통증은 여전했습니다. 이럴 때 기도 외에는 다른 방법이 없다는 생각이 들어 하나님께 열심히 기도하기 시작했습니다. "하나님, 저를 사랑하시면 이 몸에 맞는 약을 주시던지, 하나님이 치료해 주세요. 류마티스 관절염은 의사도 불치의 병이라고 합니다. 하나님! 어찌할까요?" 하고 날마다 기도하던 중 국민일보 99년 1월 29일자에 실린 광고에 「염을 잡아야 류마티스 관절염 낫는다」는 것을 보고 전화를 했더니 두리원에서 책을 보내 주어서 그것을 단숨에 읽었습니다.

20년간 류마티스를 앓았던 사람이 만든 제품을 먹으면 내 체질도 바뀌어져 이 고통에서 벗어날 수 있겠구나 하는 확신이 왔습니다. 지난 2월 1일부터 「류마-21」과 「바이오폴렌」

두 가지 제품을 먹었습니다.

한달쯤 먹으니까 관절의 고통이 더 심해지고 무릎 장딴지가 더 무거워 왔습니다. "먹으면 더 좋아져야 하는데 왜 더 아픕니까?" 했더니 호전반응 때문에 일시적으로 올 수 있지만, 오래 가지는 않을 것이라고 했습니다. 그러나 순간순간 기복은 있었지만 2달이 되니 팔이 내 몸에 붙어 있다는 감각이 왔습니다.

피부 알레르기, 생리통, 치통(치주염), 만성피로, 혈액순환 등 체질개선이 되면서 류마티스 관절염의 통증이 점차 사라져 건강이 회복되었습니다. 지금은 제가 언제 류마티스 관절염을 앓았었나할 정도로 건강해졌습니다.

일전에 병원에 가서 검사를 하였더니 염증 수치도 모두 정상이라고 했습니다. 수년간 고생하던 류마티스 관절염이 1년 만에 완치되고 나니 그 기쁨은 이루 말할 수 없습니다. 그래서 저처럼 체질개선이 필요한 사람이나 난치병으로 오랫동안 고통 받는 사람들에게 복음과 함께 두리원을 소개하고 있습니다. 그리고 두리원을 위해서도 늘 기도합니다. 육신의 질병과 함께 영혼도 살리는 두리원이 되게 해달라고...

감사합니다.

2. 우울증에서 벗어나다

〈경남 김해시 외동 916 한신@ 107동 703호 진춘지〉

저는 경남 김해에 사는 진춘지(55세)라고 하는 가정주부입니다. 저는 병치레를 잘 하는 몸도 아니지만, 그렇다고 건강체도 아니었습니다.

수년전부터 자신도 모르게 짜증이 날 나고, 일에 대한 의욕이 없었습니다. 일이라고는 세 식구의 가사일이 전부였지만, 이것마저 하기가 싫었습니다. 이러한 이야기를 친구들에게 하였더니 "여성들에게 있어야 할 것이 없어지면 올 수 있는 갱년기 증세"라고 했습니다. "병원에 가서 호르몬제인 에스트로겐 주사를 맞든지 그렇지 않으면 계(契) 모임에 열심히 출석하면(즐겁게 살라는 뜻) 그런 증세는 없어진다"고 했습니다.

2년 전부터는 밥맛이 없어졌지만 이것도 갱년기와 연관이 있는 것으로 여겼습니다. 그리고 얼마 지나지 않아서는 가슴이 답답해지고, 잠도 잘 오지 않아 가까운 병원과 한의원에 찾아가 진찰을 받았습니다. 진찰을 받을 때는 쉽게 나을 수 있는 병으로 진단이 나왔습니다. 그러나 시일이 지나면서 더 심해져 이래서는 안 되겠다는 생각이 들어 종합병원과 신경정신과의원에 찾아갔더니 똑같이 우울증으로 진단이 나왔습니다. 그 많은 병중에 하필이면 남에게 말하기도 어려운 우울증이 왔을까? 하고 괴롭기도 했지만, 나와 같은 환자들이 많다는 이야기를 의사로부터 들었을 때는 다소 위안이 되었습니다.

밥맛이 없어 밥을 거의 먹지 못하는 상태가 되어 포도당 주사도 몇 번 맞았습니다. 맞으면 그때는 원기가 다소 회복되는 것 같아도 2~3일 지나면 원상태로 돌아왔습니다.

포도당 주사보다 효과가 더 있다는 250cc의 고단위 아미노산 주사를 1주일에 2번씩 맞았지만, 이것을 맞기는 정말 싫었습니다. 건강한 사람이면 2시간 만에 맞을 수 있는 주사를 저는 4시간 동안이나 맞아야 했습니다. 심장이 나쁜 상태여서 조금만 빨리 들어가도 심장에 부담이 왔기 때문에 아주 천천히 놓아야 했습니다. 간호사의 말로는 "심한 중환자 아니고는 이렇게 천천히 놓는 사람은 없다"고 했습니다.

잠이 잘 오지 않아 병원에서 주는 신경계 약도 먹게 되었습니다. 의사 선생님은 환자 자신은 초기라고 생각해도 보통 7~8개월은 약을 복용해야 한다는 말도 잊지 않고 해주었습니다.

신경계 약을 복용하고부터는 잠은 그런대로 잘 잘 수 있었습니다. 그러나 가슴이 답답한 증세는 없어지지 않았습니다. 그러던 차에 친구로부터 두리원을 알게 되었습니다.

두리원에서는 "두뇌에 필요한 미량영양소 가운데 미네랄 성분의 영양소를 충분히 공급시켜 주고, 혈액순환을 통해 산소량을 높여주면 뇌에서는 안정을 찾게 되어 숙면을 할 수 있게 된다"고 했습니다.

"우울증 환자가 잠만 제대로 잔다면 그 병의 절반은 고쳐진 것이다"라고 했습니다. 그리고 "심장에서 오는 답답한 증세도 피가 맑아지고, 혈액순환이 잘 되면 자연히 없어진다"고 했습니다. 혈액순환을 잘 시켜 산소량을 높여준다는 「프로킹골드」와 뇌에 충분한 영양소를 공급시켜 준다는 「바이오 폴렌」을 같이 사용했습니다.

1개월 사용하고 나니 가슴에서 오는 답답한 증세가 없어져 병원약을 끊게 되었습니다. 3개월째는 우울증 증세가 완전히 없어졌습니다. 그러나 사용하는 물질이 모두 생약성분이고, 몸에 이로운 것이라 해서 2개월 정도는 더 사용하려고 합니다.

3. 허리가 아프고 빈혈이 있었는데

〈경기도 김포시 풍무동 신안@ 103동 1406호 최은숙〉

저희 어머니는 82세의 고령입니다. 20년 전까지만 해도 건강하였는데 어느 날 마당에 얼었던 얼음에 미끄러져 엉덩방아를 찧으면서 허리뼈를 다친 뒤부터 건강이 나빠지기 시작했습니다. 몇 달은 꼼짝도 못하고 대소변을 받아 내었습니다. 그 이후부터 병원치료, 한방치료를 다 받았지만 효과를 얻지 못했습니다.

허리뼈 2개가 찌그러져 수술을 해도 효과를 얻지 못한다는 의사의 말씀이 있고부터 나을 수 있다는 기대는 갖지 않았습니다. 심히 아프면 임시방편으로 병원에 가서 주사를 맞거나 아니면 약국에 가서 진통제를 사 먹는 것이 전부였습니다.

이것도 20년이 경과하자 허리뼈는 더 굽어지고, 엉치뼈도 옆으로 튀어나와 바로 서지를 못했고, 차를 타도 오래는 탈

수 없었고 걸음도 많이는 걸을 수 없었습니다.

또 다시 2년 전에 허리를 다쳐 다른 뼈에도 금이 가는 중상을 입었습니다. 병원에서 퇴원한 후에는 꼼짝도 못하고 한번 안아 일으키려면 옆에서 보기가 안쓰러울 정도로 고통스러워했습니다. 그러나 어머니에게 어떤 약이나 주사도 효력이 없었습니다.

또 약에 대한 민감성이 있어서 약만 먹으면 어지러워했고, 잠도 잘 오지 않는다 했습니다. 손발은 힘이 쭉 빠진 상태라서 움직이는 것도 싫어했습니다. 그렇다보니 아파도 약을 사용할 수가 없었습니다.

검사상으로는 빈혈이 없었지만 항상 어지러워했습니다. 검사에는 이상이 없었기 때문에 간호사인 저로서도 어쩔 수 없어 무기력함을 느껴왔습니다.

작년 12월 부산에 있었던 김해용 선생의 출판기념회에 참석하였다가 어느 할머니가 저희 어머니와 비슷한 증세로 고생하다가 「류마-21」과 「바이오폴렌」을 드시고 좋아졌다는 이야기를 들었습니다. 듣고도 반신반의하면서 조금이라도 덜 아프고 일어서고 앉는데 적은 도움이라도 된다면 퍽 다행으로 여기고 「류마-21」과 「바이오폴렌」를 구입했습니다.

이것도 약으로 여기고 드시지 않으려는 것을 억지로 설득시켜 보통 사람 사용량의 절반으로 드시게 했습니다. 앉고 일어서는 것은 말할 것도 없고 걸음걸이조차도 달라졌습니다. 그 이후부터는 본인이 더 잘 챙겨 드시고 있습니다. 두

달이 된 지금은 더욱 좋아져서 자식들과 같이 차를 타고 먼 거리까지 나갈 수 있게 되었고, 교외로 나가서 외식도 할 수 있게 되었습니다.

너무 오랫동안 고생한 병이 되어서 빨리 나을 것이라고는 생각되지 않지만 이 정도라도 좋아진 것이 우리에게는 너무나 큰 기쁨입니다.

또 한 가지 신기한 것은「류마-21」과「바이오폴렌」을 드신 후에는 원인없이 계속되었던 어지럼증이 없어진 것입니다. 어머니의 말씀으로는 "허리 아픈 것은 아직 덜 나았지만, 어지럼증은 확실히 없어졌다"고 했습니다. 앞으로는 양을 늘려서 사용하게 될 것입니다.

이와 같은 좋은 제품을 만들어 주신 김해용 선생께 어머니를 대신하여 감사를 드립니다. 이와 비슷한 증세로 고생하시는 분들에게 도움이 되었으면 합니다.

12 눈이 약해져 있다

1. 눈의 피로

우리는 눈을 끊임없이 혹사시키고 있다. 그중에서도 학업에 열중하는 학생들이 더하다. 하루 중 보통 6시간 이상은 수면을 취해야 하는데 밤늦게까지 공부하는 학생들은 수면 시간이 부족하게 되고, 그 외의 시간은 무리하게 눈을 혹사시키고 있다.

컴퓨터 사용이 일반화 되어있는 요즘은 어른, 아이 할 것 없이 대부분의 사람들이 눈의 피로를 느낀다. 안과 전문의에 의하면 컴퓨터를 30분 정도 사용했을 때마다 5분 정도 모니터에서 완전히 눈을 떼고 먼 곳을 응시하거나, 눈을 감고 아래, 위, 좌, 우로 움직여 주는 것이 좋고, 1시간 정도 독서하였을 때는 10분 정도는 휴식을 취해 주는 것이 좋다고 했다.

눈의 피로회복과 시력증진에 도움을 줄 수 있는 것이 결명자와 비타민A이다.

2. 결명자

눈과 관계되는 한의서를 찾다보면 옛날 사람들은 눈병이 없었다할 정도로 눈과 관계되는 한약재는 거의 없을 정도이다.

눈을 좋게 한다고 강조한 것이 결명자(決明子)이다. 결명자를 진하게 달여 먹으면 맛이 써서 먹기가 곤란해도 먹어만 주면 오장(五臟)을 이롭게 하고, 간장과 신장을 좋게 하고 장복하였을 때는 특히 눈을 밝게 한다고 했다.

결명자는 1년 초로써 키는 보통 80~150cm까지 자라고, 비료를 주지 않아도 어느 토양에서나 잘 자란다. 결명자를 심은 토양에는 다른 식물이 잘 되지 않는다. 이것은 토양의 특수 성분을 결명자가 다 흡수했기 때문이다.

경험에 의하면 오랜 눈병에도 결명자 2되 정도를 가루를 내어서 먹으면 눈병이 낫고, 어두운 곳에 둔 물건도 잘 찾는다고 한다.

결명자에는 안트라퀴논(Anthraguinone) 유도체라는 성분이 있어 완하(緩下)작용을 하므로 변비와 위장에도 좋다고 했다.

결명자의 효능

1. 눈의 피로와 충혈에 좋다.
2. 변비에 좋다. 심한 변비에는 결명자 20~30g을 달인 물을 2~3회 나누어 마신다.
3. 위가 약하거나 위병에 좋다.
4. 신장병에 좋다.
5. 숙취해소에 좋다.
6. 벌에 쏘였을 때 생즙을 바르면 잘 낫는다.
7. 고혈압과 간장에 좋다.

3. 비타민A

 채소를 아주 좋아하는 분을 보고 무엇때문에 채소를 그렇게 많이 먹습니까? 하고 물었더니 채소에 비타민이 많이 들어 있으니 몸에 좋은 것 아닙니까 했다.

 비타민의 종류도 너무 많아서 여기에 대한 전문가가 아니면 그 이름을 다 알 수 없을 정도로 많다. 비타민 중에서도 우리 몸에 가장 부족되기 쉬운 것이 비타민A이다. 2001년 보건복지부의 「제2회 국민건강영양조사」결과를 보면 대다수 국민들이 비교적 건강한 식생활을 하고 있음을 보여준다. 그러나 칼슘, 철, 비타민A 및 리보플라본(Riboflavin : 비타민B의 일종)의 섭취량은 평균적으로 한국인 영양권장량다 낮았다.

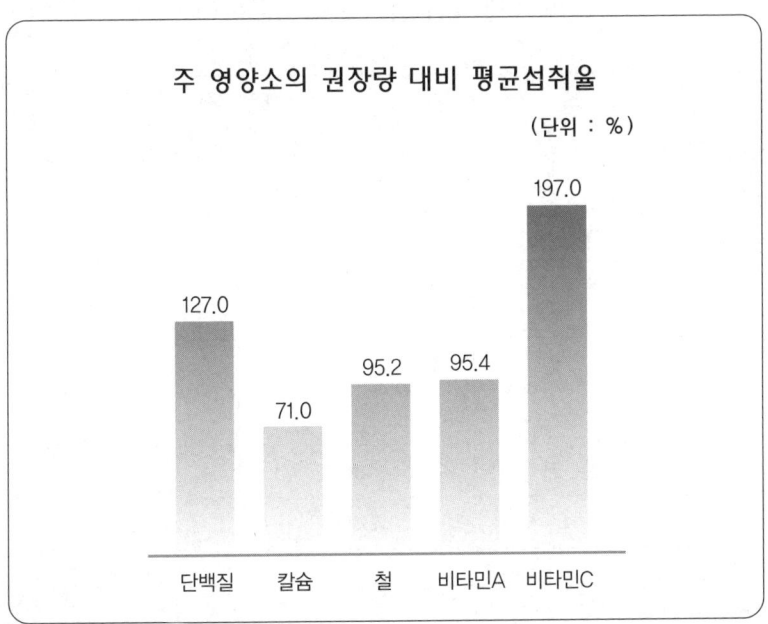

비타민A는 시력, 세포성장, 면역, 생식기능에 필수적인 성분이다. 이것이 부족하면 각막건조증, 야맹증, 세포성장장애 등이 생긴다.

옛날에는 밤눈이 어둡다하면 토끼나 닭의 간을 먹도록 했다. 맛이 느끼해서 먹기가 힘들었지만 몇 번만 먹고 나면 밤눈 어두운 것이 없어졌다.

간은 비타민A의 덩어리라 해도 좋고, 비타민A의 보고라 해도 좋을 정도로 많이 함유하고 있다. 비타민A는 시력만 좋게 하는 것이 아니고 활성산소 억제물질로서도 사용되기 때문에 아토피에도 이용되는 비타민이다.

비타민A가 많이 들어있는 식품(100g)

식 품 명	비 타 민 A	
	레 티 놀	베타카로틴(mcg)
무 우 청		5,226
시 금 치		4,992
당 근		7,200
들 깻 잎		12,000
김		27,000
달 걀 노 른 자	950	515
간(소)	11,850	2,635

※ 레티놀 1μg = 베타카로틴 6μg

비타민A의 기능

- 소화관, 호흡기관, 침샘 등의 점막을 강화시켜 감염, 아토피, 알레르기, 공기 오염물에 대한 저항력을 높인다.
- 세포막의 성장과 보완에 필요하다.
- 시각에 필요한 빛에 예민한 색소 형성에 관여한다.
- 눈, 피부, 모발, 치아의 건강을 유지한다.
- 연골의 형성과 호르몬의 합성을 조절한다.
- 간의 단백질 대사에 필요하다.
- 간, 폐, 신장에 장기간 저장된다.
- 독물질의 해독에 도움을 준다.

비타민A가 부족할 때 오는 증세로는 야맹증과 눈물이 안 나오는 증세가 있고, 호르몬과 골격 형성의 이상으로 성장에 장애를 가져다준다. 그러나 과용했을 때는 여러 가지 해가 있다. 비타민A의 성인 1일 용량은 700㎍이다. 여기에 7배에 해당되는 5,000㎍을 몇 개월만 계속 사용하면 탈모, 메스꺼움, 구토 같은 증세가 올 수 있다.

⑬ 아토피성 피부염

1. 아토피

아침 8시경 출근준비를 하고 있을 때 MBC 방송에서 아토피에 관해서 방영하고 있었다. 아토피 때문에 직장생활을 할 수 없게 된 사람, 외부에 노출되는 것이 두려워 외출을 삼가고 있는 사람, 손가락이 퉁퉁 붓고 헐어서 마치 나환자같은 피부여서 남에게 내보이기 싫어하는 사람, 대중목욕탕에는 아예 가지 못하는 사람들의 사례가 나왔다.

근래에 들어 아토피를 앓는 사람들이 급속히 늘어나다 보니 이제는 한 개인의 문제나 단순한 피부질환으로만 볼 것이 아니라 생활에 저해요인을 가져다주는 질병으로 보고 국가적인 차원에서 해결방법을 찾아야 한다는 사회자의 말에 전적으로 공감이 갔다.

천식 및 아토피 전국 환자수 및 총인구대비 비율(2003년)

구 분	2003년 환자수	비 고
천 식	2,014,349명	총인구수 대비 4.2%
아 토 피	1,155,366명	총인구수 대비 2.4%

「민주노동당 환경성질환실태조사보고서, 2004. 9」

'아토피'라는 단어는 1923년 면역학자인 아서 코카(A.F.Coca)가 발표한 논문에서 처음으로 사용한 말로 음식이나 기타 흡입성 물질에 대한 선천성 알러지(allergy) 반응이 피부습진이나 천식에 나타나는 것을 지적하기 위해 사용되었다.

'Atopy'는 그리스어로 '알 수 없는' 또는 '괴상한'이라는 뜻이다. 그 뜻과 같이 정확한 원인을 찾지 못하다보니 치료가 어려운 난치성 질병에 속한다. 특정인에게 아토피가 발병했을 때 그 원인이 정확하지 않지만, 면역학적인 조사를 했을 경우 공통적으로 면역글로불린E(IgE)라는 항체가 많이 발견된다.

아토피성 질환은 크게 아토피성 호흡기질환과 아토피성 피부질환 2가지로 나뉜다. 아토피성 호흡기질환으로는 천식, 만성기관지염, 만성비염 등이 있고, 아토피성 피부질환으로는 아토피성 피부염과 접촉성 피부염이 있다. 대체적으로 가려움을 동반한 만성 습진성 피부염을 '아토피'라고 부른다.

아토피의 원인은 환경 문제와 식생활 문제로 거론되고 있다. 환경 문제로 본다면 아토피는 공해가 심한 도시에만 발

연령별 아토피 환자수와 환자비율, 인구수 대비 환자비율(2003년)

구 분	0~4세	5~9세	10~14세	15~19세
연령별 아토피 환자수(명)	526,507	247,389	115,539	66,652
연령별 아토피 환자비율	43.3%	20.4%	9.5%	5.5%
인구대비 누적 연령별 환자비율(100명 당 환자수/명)	17.8	12.1	9.7	7.4

「국민건강보험공단 조사결과(국정리포트, 2004. 12. 16)」

생활 수 있는 병이어야 하는데, 지금은 환경오염이 없는 농촌에서도 발생하고 있다.

2. 알레르기와 아토피

20년 사이에 제일 많아진 병을 꼽는다면 알레르기 및 아토피가 아닐까 하는 생각이다.

알레르기나 아토피는 비슷한 말이다. 알레르기의 어원은 그리스어의 알레르그(Alerg)로 '이상한 작용'이라는 뜻을 갖고 있고, 아토피는 아토포스(Atophos)로 '알 수 없는 질병'을 뜻한다.

인간의 몸은 생활환경에서 올 수 있는 질병에 대한 저항력을 갖고 있다. 그러나 어떤 사람은 잘 이기는가 하면 어떤 사람은 특수물질에 약해져 있어서 그 물질을 먹거나 몸에 닿기만 해도 재채기, 콧물, 가려움, 천식 등을 유발한다. 이러한 반응을 알레르기라고 한다.

꽃가루라는 말만 들어도 민감한 반응을 일으키는 사람들이 있다. 이 사람은 꽃가루 알레르기가 있는 사람이고, 알레르기를 일으키는 꽃가루가 바람에 날리면 콧물, 재채기 등을 유발하고, 때로는 눈이 붓기도 한다. 심하면 호흡곤란까지 일으키는 경우도 있다. 이런 사람은 알레르기를 유발하지 않는 외국으로 떠나고 싶어한다. 그러나 외국에 나가서 몇 개월씩 머문다는 것은 그리 쉬운 일이 아니다. 그렇다 해서 매년 나갈 수도 없는 일이다. 이런 사람들도 면역만 강화시켜 주면 알레르기를 이길 수 있지만, 그 방법들을 모르고 있다.

발병 시기 몇 개월 전에 「바이오폴렌」을 몇 개월만 사용해 주면 가벼운 사람은 나을 수도 있고, 그렇지 않으면 한결 덜 해진다. 여기에 현미식을 겸하면 한결 더 좋아진다.

알레르기와 아토피의 차이점은 알레르기는 꽃가루, 먼지, 진드기 등과도 관계가 있어서 계절이나 시기에 따라 갑자기 발병할 수 있다. 그러나 아토피는 계절과는 관계없이 계속 비염이나 피부염이 있게 되면 아토피성 비염, 아토피성 피부염으로 부른다. 아토피는 알레르기보다 더 진전되어 고질화된 질병을 아토피라고 할 수 있다.

경기도에 계시는 한 할아버지는 오랫동안 고생하던 위염을 「프로킹」으로 고쳤다. 프로폴리스가 아토피에도 좋지 않겠냐면서 문의가 왔다. 5살짜리 손자가 아토피를 앓고 있는데 신설 아파트에 입주한 것이 원인인가 해서 자기 집에 데려다 몇 개월 키웠지만 소용이 없고, 밤에는 몸이 가려워서 잠을 잘 수 없을 정도로 심하다고 했다. 자기 집에 두어도 차도가 없어 아들집으로 다시 보냈다고 했다.

"「에이스폴렌」이라는 제품이 있습니다. 이것을 몇 개월 먹이면 나을 수 있습니다. 꿀, 화분, 키토올리고당이 함유된 제품으로써 면역을 강하시켜 줍니다. 면역만 강화시켜주면 아토피는 낫게 됩니다." 했더니

"저는 김선생을 믿지만 아들과 며느리는 늙은이의 말을 잘

믿지 않습니다. 손자 녀석이 고생하는 것을 볼 수 없는데 좋은 방법이 없을까요?" 했다.

"제품을 보낼 때 책과 편지를 써서 보내겠습니다. 특별한 일이 없으면 먹이게 될 것입니다" 하고 아래 내용의 편지를 제품과 함께 보냈다.

아기 어머님께

우리나라 어린이의 아토피 발병률은 전 어린이의 20%를 차지할 정도로 많아졌습니다. 이렇게 아토피가 많아진 것은 환경오염 때문인 것으로 알려져 있지만 실제로는 몸에 저항력이 떨어졌기 때문입니다.

학교에만 가면 맞고 다니는 아이에게 그 애들을 피해 다니라고 일러줄 것이 아니라 상대를 이길 수 있는 힘만 길러주면 당당하게 학교에 잘 다닐 수 있습니다. 이와 같이 꽃가루나 먼지에 의해 오는 알레르기를 늘 피해 다니도록 할 것이 아니라 그 물질에 이길 수 있는 체질을 만들어 주면 알레르기를 이길 수 있습니다. 그것이 면역 강화이고, 면역 강화가 곧 세포막 강화입니다.

어른 아토피는 몸에 독소를 배출하는 「제정환(前 어성초 효소)」, 세포막을 강화시켜주는 「키토린」, 세포의 기능을 활성화시키는 「바이오폴렌」이 들어가야 하지만, 어린이 아토피는 「에이스폴렌」 하나만 성의 있게 먹여도 됩니다. 2개월 정도 먹이면 좋은 결과가 있을 것입니다.

하루 2~3회 먹여주십시오. 재차 부탁드립니다.

2005. 2.

김 해 용 드림

2개월 정도 먹이고 나니 며느리가 너무 좋아한다면서 할아버지로부터 연락이 왔다. 그 후 1개월 정도 더 섭취한 것으로 안다.

3. 껍질 외면이 아토피를 유발

필자는 껍질 음식의 외면, 정제염, 흰설탕 이 3가지가 아토피의 주범이라고 본다. 이것이 해결되지 않고서는 아토피의 근본적인 해결은 어렵다.

필자는 21년간 농촌생활을 하다 86년에 이농했다. 시골에서 생활할 때 피부병을 앓는 개들을 간간이 볼 수 있었다. 어린아이들이 개와 같이 놀려고 하면 어른들은 피부병을 옮긴다고 놀지 못하도록 했다.

마을에서 키우는 개들 중에는 보기 흉할 정도로 털이 빠졌거나 다리, 사타구니에 부스럼 난 개 한두 마리는 볼 수 있었다. 그러나 우리 집 개는 10년을 키웠지만 아스피린 한 알 먹이지 않았고 그 흔한 피부병도 없었다. 그 원인은 개밥을 현미로 주었고, 300평정도 되는 집안에서 마음대로 뛰어놀도록 만들어주었기 때문이다.

지금 많은 사람들이 애완견을 키우고 있지만, 20년 전에 볼 수 있었던 피부병 앓는 개는 농촌이나 도시 어디에서도 볼 수 없다. 그 원인은 개들이 먹는 사료 때문이다.

사람이 먹던 백미 음식물 찌꺼기를 먹일 때는 개에게도 아토피성 피부염이 발생했지만, 밀의 껍질인 밀기울이 많이 들어 있는 사료를 먹이고부터 개의 세포막이 강해지면서 아토피성 피부염이 발생하지 않고 있다.

개에게 밥이나 음식물 찌꺼기를 먹이면 개똥 냄새가 진동하지만, 섬유질이 많은 밀기울로 만든 사료를 먹이면 똥에 냄새가 없다. 냄새가 없다는 것은 몸에 독소가 발생하지 않는다는 뜻이다.

암, 당뇨, 아토피가 급속히 늘어나게 된 것은 에덴동산의 선악과라고 할 수 있는 껍질을 알뜰히 버리고 보암직하고 먹음직한 흰밀가루, 흰쌀, 거기에 정제염까지 먹기 때문이다. 심히 죄송한 이야기지만 식사량의 3분의 1을 밀기울로 만든 사료와 더불어 6개월만 먹어 주면 가벼운 당뇨와 아토피는 없어질 수도 있다.

애완견의 병때문에 동물병원을 자주 찾는 사람들은 밀기울로 만든 값싼 사료를 우리 애완견에게 어떻게 줄 수 있나 해서 고기가 함유된 고급사료를 구입해서 먹이는 사람들이라고 한다. 애완견을 진정으로 사랑한다면 값싼 밀기울이 많이 들어 있는 사료를 먹여야 동물병원을 찾는 횟수가 줄어든다. 그 사료에는 미네랄과 섬유질이 많이 들어 있기 때문이다.

필자가 저술한 「껍질을 알면 건강을 얻는다(도서출판 두리원,

2002년刊)」라는 책에는 하나님은 식물 중에 제일 좋은 성분들은 모두 껍질에 두었으므로 껍질째 먹는 것이 암, 당뇨, 아토피를 이길 수 있고, 껍질음식이 우리의 세포막을 강화시켜주므로 염증에 의해서 온 류마티스 관절염도 낫게 할 수 있다고 했다. 그렇게 해서 개발된 제품이 「류마-21」이다. '류마'는 류마티스를 의미하고 '21'은 류마티스 관절염을 21년간 앓았던 사람이 개발했다는 뜻에서 붙인 이름이다.

4. 정제염(精製鹽)

정부나 국민은 언제나 청결하고 깨끗한 것을 좋아한다. 김치에서 회충 알 몇 개 나왔다고 떠들썩하다보니 회충 알이 나온 김치회사는 망할 수밖에 없고, 그런 회사는 망해도 당연하다는 뜻으로 국민들은 응징했다.

회충 알이 우리 몸에 들어와도 1년에 1~2정의 회충약만 먹어주면 아무렇지도 않은데 왜 그렇게 떠드는지 모르겠다. 어떻게 보면 그 배추 심은 토양은 돼지똥, 닭똥이 들어갔기 때문에 유기질 함량치는 어떤 토양보다 더 높을 수 있다. 그렇다고 보면 메마른 토양에서 화학비료만으로 재배한 배추보다, 회충 알은 나왔어도 우리 몸에는 오히려 몇 배나 더 좋을 수 있다.

이런 이야기하면 청결과 깨끗함을 좋아하는 사람들에게는 매 맞을 소리가 될 지도 모르겠다. 그렇다 해서 청결을 싫어하는 것은 결코 아니다.

 정제염은 염화나트륨이 99% 이상 함유되어 있어서 정말 깨끗한 소금이다. 거기에는 몸에 해로운 불순물질은 일절 없다보니 법적으로 하자 없는 100% 만점인 소금이다. 그러나 천일염에는 염화나트륨이 80% 함유되어 있다. 그 속에는 납, 비소, 크롬, 구리, 니켈, 규소 등의 중금속과 다양한 불순물질도 들어있다. 이런 것은 법적으로 용납되지 않는다.

 정제염에는 나트륨 이외의 다른 성분은 거의 없다. 보통 60㎏ 체중의 인체에는 나트륨이 85g 정도 함유되어 있다. 사람이 1일 필요로 하는 나트륨 용량은 2g 이하이다. 그러나 우리가 사용하고 있는 양은 15~20g이다. 이것은 실용량의 7~10배가 된다. 정량의 10배 가까이 먹는 것은 이로움보다 해가 더 많다. 그러나 탄수화물이 많은 쌀밥에는 짭짤한 간이 들어가지 않으면 밥맛이 없다. 그렇다보니 짜게 먹는다.

 1일 2g의 용량은 무염에 가까운 양이다. 지금 오는 병들은 비타민의 부족에서 온 병들이 아니고 미네랄의 부족에서 온 병들이다. 천일염에는 불순물도 일부 있긴 하지만, 90여 가지의 미네랄을 함유하고 있기 때문에 극소량의 미네랄 부족에서 온 병들은 소금에 들어있는 미네랄이 해소시켜 줄 수 있다. 나트륨을 과용해도 칼륨과 마그네슘이 배출작용을 도와주므로 해가 적다.

 천일염에는 해 되는 것이 3%라고 하면 유익한 것은 97%가 되고, 정제염은 12% 정도 유익하지만 88%는 해가 된다. 필자는 이러한 것들을 아토피의 주범으로 보기 때문에 환경오염에만 매달릴 문제가 아니라고 본다.

1963년 만들어진 염관리법에 의하면 바닷물로 천일염을 만드는 과정에 불순물이 있다보니 천일염을 식품으로 정하지 않고 광물로 규정해서 식품으로 사용하지 못하게 한 것이다. 이로 인해 암, 당뇨, 아토피를 더 유발시키는 요인이 된 것으로 여겨진다.

가장 쉽게 확인할 수 있는 방법은 집에서 천일염으로 간장, 된장, 고추장 만들어 먹는 집과 정제염으로 만든 간장, 된장 사 먹는 집 100 가정씩 선정하여 조사하면 아토피의 발병률만이 아니고 암, 당뇨의 발병률도 정제염 먹는 집보다는 분명히 낮을 것으로 여겨진다.

1)천일염

천일염은 태양열, 바람, 조수간만의 차 등 자연을 이용하여 해수를 저류지로 유입해 바닷물을 농축시켜서 만든 소금이다. 천일염의 주요 산지는 지중해, 홍해 연안의 각국을 위시하여 미국, 인도, 중국 등 해양연안에서 많이 생산되며 우리나라에서는 서해와 남해에서 생산된다. 천일염의 염도는 일반적으로 90% 내외이고 우리 인체에 필요로 하는 미네랄을 10% 정도 함유하고 있다. 색상은 백색과 투명색이 있으나 한국산은 기상관계 등으로 염도 80~85% 내외의 백색이다.

천일염과 정제염의 특성

구 분	천일염	정제염
생산방식	해수를 유입하여 태양열로 증발	이온교환식으로 얻어진 함수를 증발관에 넣어 제조
유 통	집산지 거래와 집산지외 거래	특약점 거래와 직접판매
염의품질	순도 : 80~85% 결정입자 : 불균등	순도: 99%이상 결정입자: 균등
보건위생	국민들의 입맛에 일치 전근대적 생산방식 해수오염 가능성우려	법적으로 하자가 없는 제품
용 도	- 식용 - 배추절임용으로만 사용 (식품가공에는 사용치 못함)	-식용 -일반 가공식품 -일반 공업용

[자료 : 대한염업조합]

2) 정제염

정제염은 기계염이라고도 하며 바닷물을 여과조에 담아 Na+ 이온과 Cl- 이온만을 전기분해하고 농축함수를 증발관에 넣어 수분을 증발시켜 이것을 원심분리기에 넣은 후 수분을 0.01%로 완전 건조해서 만든 소금을 말한다. 보통 염화나트륨의 순도는 99% 이상으로 높은 대신 천일염에 많이 함유되어 있는 마그네슘, 칼슘, 칼륨, 망간, 인 등의 각종 미네랄이 많이 없어진 소금이다.

천일염과 정제염의 구성성분 (단위 : %)

미네랄	천일염	정제염
염화나트륨(NaCl)	84.3	96.0
칼슘(Ca)	0.213	0.038
마그네슘(Mg)	1.077	0.111
황산염(SO4)	3.0	0.84
수소이온농도(pH)	7.99	6.80
수분	10.67	5.65
비소(As)	ND	ND
수은(Hg)	ND	ND
카드뮴(Cd)	ND	ND
납(Pb)	0.78	0.45

[출처-조은자,신동화 : 전라북도내 천일염, 재제 및 가공염의 성분조사에 관한 연구(1998)]

5. 흰설탕

흰설탕이 해롭다는 것은 모든 사람들이 다 아는 사실이고, 흰설탕도 정제염과 같은 원리로 생각하면 된다.

정제염에는 99%가 나트륨이고 다른 영양소는 없다. 흰설탕에는 칼로리가 높은 당분 뿐이고, 섬유질이나 미네랄도 들어있지 않고 완전 정제된 것이 흰설탕이다.

당이 에너지를 낼 때는 몸에 축적되어 있는 칼슘과 비타민 B를 빼앗아간다. 이것이 산성 체질을 만드는 주범이 된다. 만성질병을 유발시킬 수 있는 병들은 거의가 산성 체질에서 오고 있다. 과자나 탄산음료를 좋아하는 어린이들 가운데 치아가 빨리 상하는 것도 칼슘의 소모가 많기 때문이다. 앞으로 아토피 환자가 더욱 늘어날 때 설탕만이 아니고 껍질음식과 정제염에 대해서도 분명히 거론될 것으로 여겨진다. 이런 문제들이 거론될 때 아토피 환자는 실제로 줄어들게 된다.

아토피에는 면역을 강화시켜주는 「바이오폴렌」과 「키토린」, 여기에 프로폴리스 제품이 들어가면 아토피에서 확실한 효과를 얻을 수 있다.

6. 아토피가 낫다

아토피를 앓고 있는 40대로 보이는 중소기업 사장의 사모님이 잘 아는 분의 소개로 찾아왔다. 목, 얼굴 등에 아토피가 심해서 보기가 좋지 않아 외출하기가 싫어질 정도라고 했다. 아토피가 심해질 때마다 병원에 가서 주사를 맞고 부신피질이 함유된 연고를 바르면 금세 없어지는 것 같이 보이다가 며칠만 지나면 다시 재발되는 반복이 2~3년이 되었다고 했다.

부신피질을 많이 사용한 탓으로 모세혈관이 튀어나오고, 피부색도 달라졌다고 했다. 연고를 안 바르려고 해도 달리 사용할 약이 없어 어쩔 수 없이 다시 사용하게 된다고 했다. 그래서 혹시나 이러한 증상에 좋은 방법이 있을까 해서 찾아왔다고 했다.

"만성병은 모두가 그러하지만 체질을 바꾸어주어야 합니다. 체질을 바꾼다고 해서 세포를 바꾸는 것이 아니고, 우리 몸의 체액을 약알칼리성으로 만들면서 세포의 기능을 활성화시키는 것입니다. 이 방법을 적용시키면 아토피만이 아니고 다른 병도 낫게 됩니다. 먼저 인스턴트식품을 삼가고, 먹기 좋은 5분도 현미식을 하면서 두리원 제품을 같이 사용하면 효과는 더 빨리 나타날 수 있습니다" 했더니 그렇게 하겠다면서 「키토린」, 「바이오폴렌」, 「제정환(前 어성초 효소)」을 갖고 갔다.

2개월 뒤에 왔을 때는 아주 좋아졌다고 했다. 현미식도 같이 하는지 물었더니 남편이 싫어해서 하지 못했다고 했다. 그렇다고 해서 식구도 많지 않은데 자기 혼자서만 할 수 없어 평소와 같은 식생활을 했다고 했다.

"사모님 아토피만이 아니고 가족의 건강을 위해서도 현미식을 하는 것이 좋습니다. 지금 암, 당뇨환자가 많지 않습니까? 그리고 외식이 잦은 사업가들에게 근래에 와서 대장암도 많이 발생하고 있습니다.

사업하는 사람들은 회사 운영이 힘들다 보니 남들보다 스트레스를 더 받을 수 있습니다. 스트레스를 해소한답시고 술을 더 많이 마시게 되지요, 그리고 외식이 잦다보니 섬유질이 없는 고단백질의 음식을 많이 먹게 됩니다. 이런 음식물이 체내에 들어갔을 때 단백질의 찌꺼기를 장에서 제일 좋아하는 것이 나쁜 세균들입니다. 이들은 여기에서 무한정으로 번식하는 세균들이 먹고 내어 놓는 독소가 대장 안을 가득 채웠을 때는 가스냄새가 아주 지독합니다. 이런 것이 병의 발생을 알려주는 신호탄입니다.

대장암 발생의 원인은 섬유질 부족에서 옵니다. 현미식에는 조효소제인 비타민B와 섬유질이 많이 들어 있기 때문에 장을 깨끗하게 해줍니다" 하고 한참동안 설명해 주었다.

4개월 사용했을 때는 증세가 거의 없을 정도였다. 「류마-21」이 류마티스 관절염을 위해서 개발된 제품이라면 「키토린」은 아토피를 위한 제품이다.

참 고 문 헌

책 명	저 자	출 판 사 명	출판연도
養蜂學	崔承允	集賢社	1982
黃金의 花粉	成銀贊	전국농업기술자협회	1979
양봉용어해설	조도행 편저	오성출판사	1995
비타민·鑛物質營養學	金基男, 明珪鎬 外 7명	鄕文社	1985
영양학사전	채범석·김을상 편저	아카데미서적	1998
몸안의 활성산소를 제거하라	이영진	KBS 문화사업단	1998
식물의 섹스	박 옥 옮김	전파과학사	1986
효소의 효과적 사용법	오병진 편역	성보사	1982
간장병을 알고 삽시다	이종수	학연사	1987
만성간염·간경변은 99% 치유될 수 있다	김흥국 역	제일문화사	1992
養峰界(刊行誌)	辛珌敎(발행인)	東亞養蜂園	1988. 8
基本免疫學	文希柱·權赫倜	大學書林	1996
만성병의 식이요법	李吉相 역	음양매진출판사	1981
원색 천연약물 대사전	金在佶	南山堂	1984
特殊營養學	元載嬉·劉永憘	修學社	1980
土壤學	富民文化社	부민문화사편집부	1982
건강으로 가는 길	金海湧	두리원	1986
프로폴리스의 위력	김해용	두리원	1996
염(炎)을 잡아야 류마티스 관절염 낫는다	김해용	두리원	1999
암을 치료하는 게르마늄	김춘석 역	부산일보사기획출판국	1999
꿀벌과 자연이 주는 선물	유영수 편역	꿀벌을 연구하는 모임	1994
꿀벌과 벌통	이용빈 역	한국번역도서주식회사	1960

1999년 11월 10일   제1판 1쇄 발행
2004년 3월 5일   제1판 7쇄 발행
2006년 4월 28일   제2판 1쇄 발행
2007년 12월 21일   제2판 2쇄 발행

지은이 | 김 해 용
발행인 | 남 두 이
발행처 | 두 리 원
등록번호 | 제11-89호

부산광역시 금정구 남산동 51-14
전화 : (051) 864-6007~8
팩스 : (051) 864-5025

※ 잘못 만들어진 책은 구입처에서 교환하여 드립니다.
※ 필자와의 협의에 따라 인지는 붙이지 않습니다.